DIE SANFTE – DIÄT – JETZT 2011 SCHONEND ABNEHMEN

DIE SANFTE - DIÄT

JETZT 2011 SCHONEND ABNEHMEN

Machen Sie jetzt Schluss, mit den überschüssigen Pfunden.

Lernen Sie Schritt für Schritt, Sanft abzunehmen, und halten Sie danach Ihr Wunschgewicht.

Mit der richtigen Vorgehensweise, werden Sie das erreichen.

2011

DIE SANFTE - DIÄT - JETZT 2011 SCHONEND ABNEHMEN

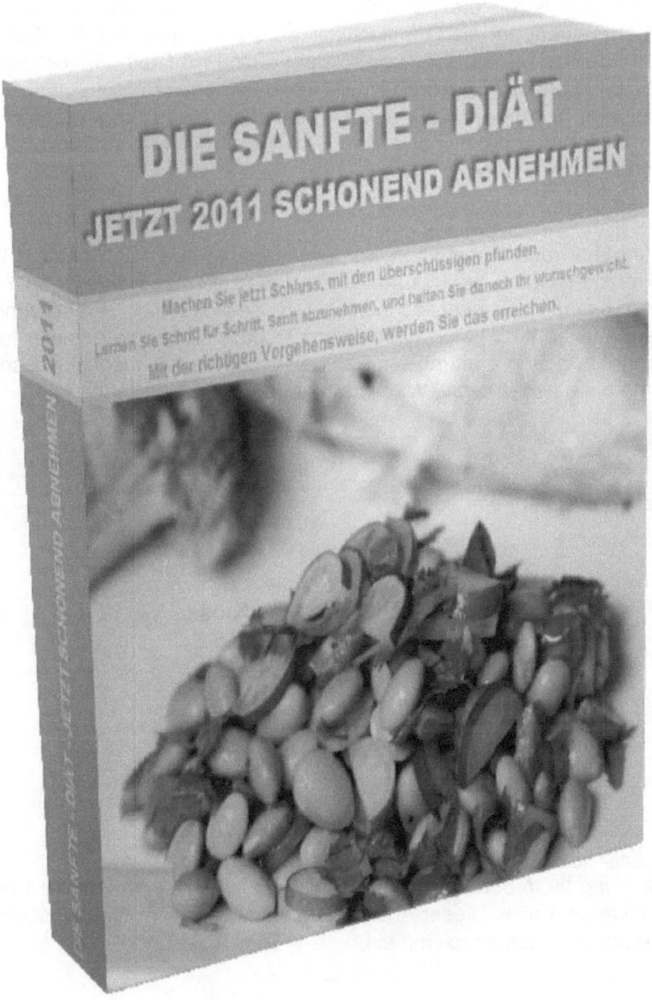

Rechtliche Hinweise

„Die sanfte Diät", 1. Auflage 2011

SPRACHREGELUNG:
Zur Vereinfachung beim Schreiben und Lesen wird immer die männliche Form verwendet: der Arzt, der Verbraucher usw. Dieser Artikel dient als allgemeiner Gattungsbegriff und schließt weibliche Personen automatisch mit ein.

HAFTUNGSAUSSCHLUSS:

Der Herausgeber war bestrebt, so akkurat und präzise wie möglich bei der
Erstellung dieses Ebooks zu sein. Nichtsdestotrotz, können sich Fakten oder Darstellungen zu
dem Zeitpunkt, zu dem Sie es lesen, zwischenzeitlich geändert haben. Dies liegt an der sich
rapide ändernden Natur des Internets, welches ständig im Wandel begriffen ist.

Obwohl alles getan wurde, um die Informationen zu verifizieren, übernimmt der Autor keine
Verantwortung für Irrtümer, Auslassungen oder konträre Ansichten zu dem behandelten Thema.
Letztere sind rein subjektiv. Jegliche Andeutungen über bestimmte Personen, Leute oder
Organisationen wären rein zufällig und sind nicht beabsichtigt.

In praktischen Ratgebern, wie bei allem im Leben, kann keine Garantie dafür gegeben werden, wie
viel Sie mit den enthaltenen Informationen verdienen werden. Jegliche Angaben über die Höhe
eines möglichen Einkommens sind subjektiv und beziehen sich auf eigene Erfahrungen. Es kann
bei Ihnen wesentlich geringer ausfallen, weil die Umsetzung bei jedem unterschiedlich ausfällt und
Dutzende Faktoren darauf Einfluss haben (z.B. die gewählte Nische, der Verkaufsbrief, das
Zielpublikum, der gewählte Preis… etc. etc.).

Dieses EBook ist nicht dazu da, anwaltliche, gesetzliche, buchhalterische oder gar finanzielle
Ratschläge zu geben. Wenden Sie sich bei derartigen Fragen an die entsprechenden

kompetenten Fachpersonen. Der Autor und Herausgeber übernehmen kein Haftung für Verluste oder Risiken, die Ihnen aus der Anwendung und Umsetzung der hier beschriebenen Techniken und Erklärungen entstehen könnten.

INHALTSANGABE

VORWORT

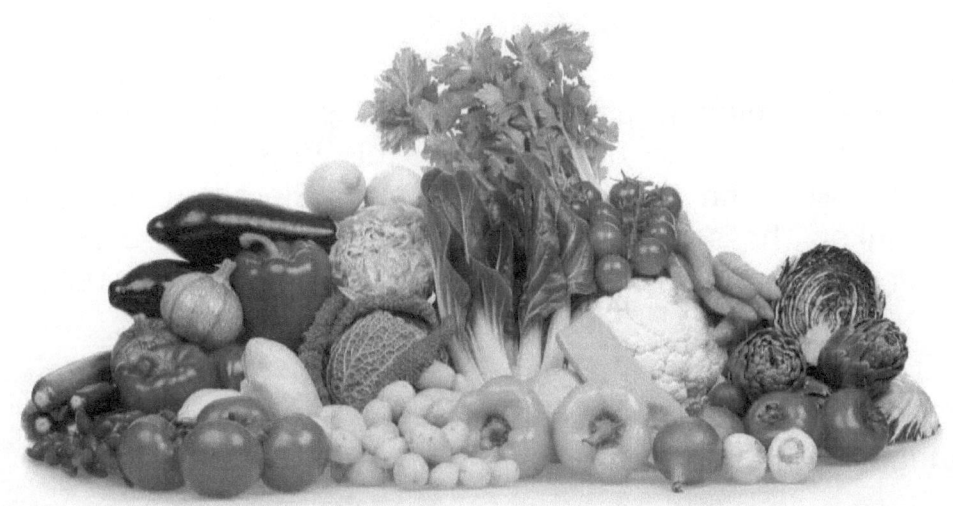

Tragen Sie um die Körpermitte herum etwas Extragewicht? Vielleicht haben Sie mehr als nur ein kleines Gewichtsproblem – vielleicht ist es eher ein großes oder Sie wollen das Fett aus Gesundheitsgründen loswerden. Seien Sie versichert, Sie sind nicht allein!

Fettleibigkeit ist so verbreitet wie noch nie. Jeder Dritte ist fett – eine Zahl, die sich allein in den letzten zehn Jahren verdoppelt hat. Diese Epidemie gerät in fast allen Ländern außer Kontrolle, nachdem weltweit immer mehr Fastfood Restaurants eröffnen.

Wenn Sie übergewichtig sind, ist das ein ernstes Problem. Extragewicht mit sich herumzutragen, macht Sie anfälliger gegenüber Herzproblemen, Diabetes, Hirnschlag und verschiedenen Krebserkrankungen.

Es kann auch Auswirkungen auf Ihr Erscheinungsbild haben und dadurch Probleme mit Ihrem Selbstwertgefühl verursachen.

Sie verdienen es, gesünder zu sein und Gewicht zu reduzieren, das Sie ungesund macht. Was aber, wenn Sie wie ich sind und Essen lieben, so dass Sie allein schon den Gedanken hassen, Reiskuchen und Alfaalfa-Sprossen zu essen oder hungern zu müssen, um Gewicht zu verlieren?

Wie haben gute Nachrichten für Sie! Sie müssen nicht hungern um abzunehmen!

Viele Menschen assoziieren Gewichtsverlust mit ständig hungern müssen. Sie haben Angst abzunehmen, weil sie das frustrierende Hungergefühl vermeiden wollen.

Und ja, oftmals denken viele Menschen, es sei besser, Übergewicht zu haben als zu hungern. Ich bin keine Ausnahme. Ich esse wirklich gern, daher wäre es unmöglich, ständig zu hungern, nur um dünn zu sein. Was für ein Leben wäre das, sich dauernd hungrig zu fühlen?

Unser natürlicher Instinkt lässt uns essen, wenn wir Hunger haben. Hunger signalisiert dem Körper, wann er essen muss.

Er ist auch ein Signal an den Körper, dass er in Gefahr ist, so dass er Nahrung braucht. Unser Selbsterhaltungstrieb lässt uns als Reaktion auf Hunger-gefühle alles verdrücken, was greifbar ist.

Unser Körper weiß nicht, dass wir in einer modernen Welt leben, in der es eine Fülle an Nahrung gibt. Er handelt noch genauso, wie wenn wir noch in der Wildnis lebten und unsere Nahrung erjagen müssten. Und es ist nicht klug, gegen den Instinkt zu arbeiten, der dazu gemacht ist, uns vor dem Hungertod zu bewahren.

So, machen Sie sich auf eine Überraschung gefasst: Sie müssen nicht hungern, um Gewicht zu verlieren. Im Gegenteil, regelmäßige Mahlzeiten und satt sein ist hilfreicher, einen gesunden Essensplan einzuhalten und Ihre Ziele zu erreichen. Wenn Sie Ihren Hunger unter Kontrolle halten, vermeiden Sie, zu viel zu essen. Außerdem fühlen Sie sich nicht schlecht, frustriert und haltlos.

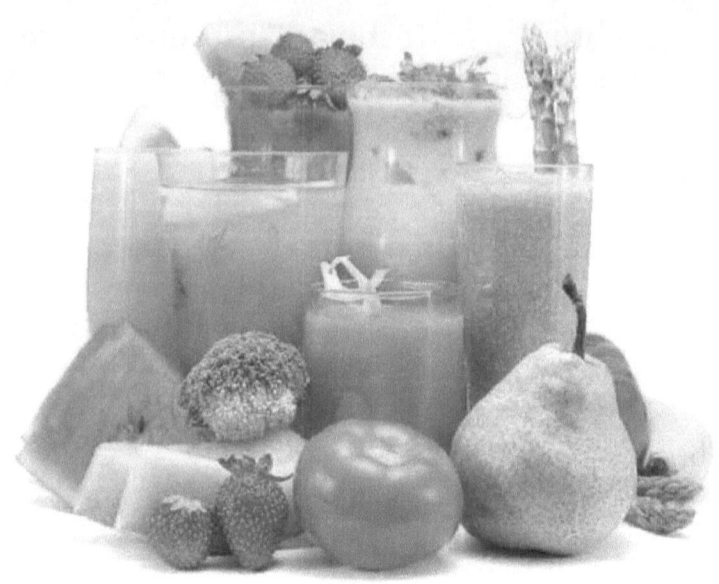

Diät und Gewichtsreduzierung sind Big Business heutzutage. Überall sieht und hört man Anzeigen für Produkte zum Abnehmen, die erstaunliche Resultate versprechen.

Die einen haben ihren eigenen Speiseplan, andere sind einfach nur kleine Pillen, die vorgeben, Fett zu verbrennen und verlangen, auf bestimmte Nahrungsmittel zu verzichten, um den Stoffwechsel des Körpers anzupassen.

Es gibt viele Menschen, die mit diesen Programmen großen Erfolg haben. Kirstie Alley sieht toll aus durch Jenny Craig, und zweifellos hat Anna Nicole Smith Ihr Image als Sexsymbol mit Trim Spa wiedergewonnen.

Der Nachteil dieser Firmen und Diätpläne ist, dass sie oft teuer sein können. Die Pillen, die Sie gegen Übergewicht einnehmen, können gefährliche Chemikalien enthalten oder viel Koffein, der Sie nervös und unkontrollierbar macht.

Das Positive ist, dass sie leicht zu befolgen sind und Unterstützung geben, wenn man Fragen hat oder einfach nur einen Motivationsschub auf dem Weg zum Zielgewicht braucht.

Wenn Sie an diesen Programmen teilnehmen wollen, ist das okay! Aber Sie sollten wissen, dass Sie alles, was angeboten wird, auch selbst tun können.

Sie können Speisen zubereiten, die Jenny Craig anbietet, Sie können den gleichen Effekt erzielen wie diese Fettverbrennungspillen, Sie können Ihr eigenes Abnehmprogramm erstellen – und Sie müssen dafür nicht hungern!

Auf den nachfolgenden Seiten bekommen Sie alle Tipps und Tricks zur erfolgreichen Gewichtsreduzierung verraten.

Wir untersuchen einige häufige Abnehm-Mythen und geben Ihnen auch tolle Rezepte zum Probieren, während Sie auf dieser Reise sind.

Es wird nicht einfach sein und Sie brauchen Willenskraft, um erfolgreich zu sein, aber abnehmen ohne zu hungern ist ein Ziel, DAS SIE ERREICHEN KÖNNEN!

WARUM SIND WIR SO ÜBERGEWICHTIG?

Ich vermute, die einfachste Antwort ist Fastfood, aber das Problem liegt viel tiefer. Ja, das Vorherrschen von Fastfood Restaurants ist sicherlich nicht hilfreich.

Wie uns Morgan Spurlock mit schmerzender Wahrheit in seinem Film "Super Size Me" gezeigt hat, versorgen uns Fastfood Speisen mit Unmengen an Fett, Cholesterin und Kalorien.

Ich empfehle dringend, sich diesen Dokumentarfilm anzuschauen, wenn Sie süchtig nach McDonald's sind – Sie könnten Ihre Meinung danach radikal ändern!

Bis zu einem gewissen Grad bieten diese Restaurants jetzt gesunde Alternativen in Form von Salaten, Jogurt, Kartoffeln statt Pommes frites und gegrilltes statt gebratenes Fleisch.

Wenn diese Dinge jetzt auf der Speisekarte stehen, warum verlieren wir dann trotzdem nicht an Gewicht? Die

Antwort liegt in unserer Auswahl. Diese Auswahl erstreckt sich auch auf zuhause.

Viele Menschen führen einen schrecklich stressigen Lebensstil und greifen viel zu oft zu Fertiggerichten, die große Mengen an Salz, Fett und andere ungesunde Bestandteile enthalten, die zur Gewichtszunahme führen. Wir neigen dazu, zu viel zu sitzen und schauen uns nach dem Abendessen lieber eine Lieblingssendung im Fernsehen an, als rauszugehen und einen Spaziergang zu machen, wie das früher war.

Diese Gewohnheiten werden unglücklicherweise von unseren Kindern übernommen. Als ich jung war, konnten wir es kaum erwarten, das Abendessen hinter uns zu bringen, damit wir wieder raus konnten um zu spielen, bis die Sonne unterging. Wir fuhren mit unseren Fahrrädern überall hin und schauten nur fern, wenn "Drei Jungen und ein Mädchen" oder "Die Partridge Family" kamen. Wir hatten ja schließlich unsere Prioritäten!

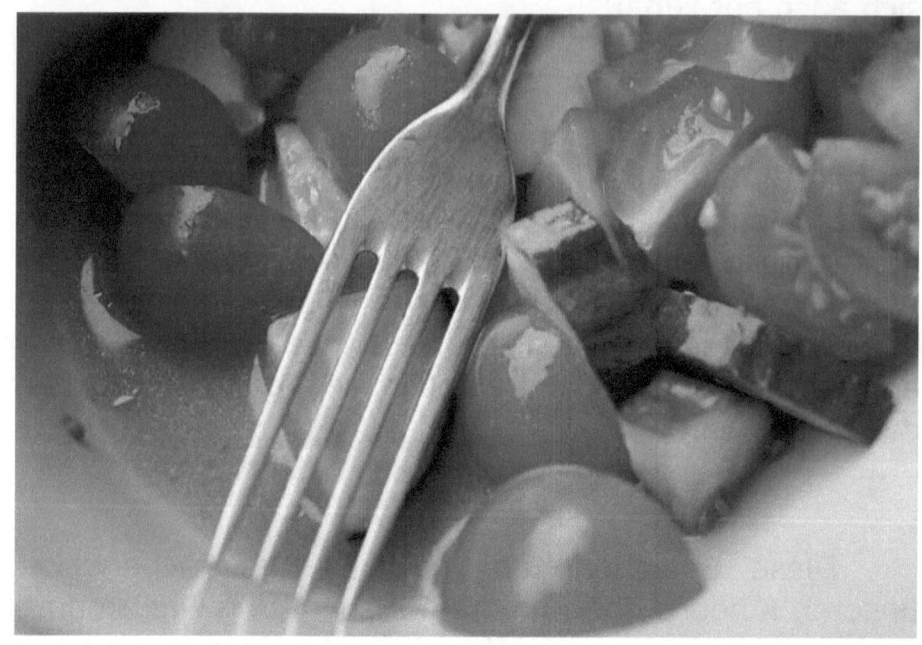

Heute finden Sie Kinder eher am Computer oder vor einem Fernseher mit einem Videospiel-Controller in der Hand. Die Kids wissen mehr über die Desperate Housewives Bescheid als über ihre Mutter. Sie können Ihnen über alle neuen Produkte erzählen, die in den Werbespots zwischen ihren Sendungen angeboten werden. In der Tat sieht jedes Kind mehr als 15 Stunden pro Woche fern.

Ich sage nicht, dass Fernsehen SCHLECHT ist.

Tatsächlich können manche Sendungen gut und hilfreich sein, um Kinder klüger zu machen.

Was ich sagen will, ist, dass Kinder mehr draußen sein sollten, als vor der Glotze zu sitzen und Chips und zuckerhaltige Softdrinks zu konsumieren.

Statistiken bestätigen dies. 15 Prozent der Kinder und Teenager haben Übergewicht – eine Zahl, die sich seit 1980 verdreifacht hat.

Manche machen ihren schlechten Stoffwechsel für ihre überflüssigen Pfunde verantwortlich. Bisweilen stimmt das auch. Jedoch hat das Center for Disease Control (CDC) bestätigt, was keiner so recht wahr haben will: Wir sind übergewichtig, weil wir einfach zu viel von den falschen Nahrungsmitteln essen.

Eigentlich ist Abnehmen ziemlich einfach – iss weniger, bewege dich mehr. Aber wir sind ziemlich taub für diese Botschaft. Hauptsächlich weil wir eine schnelle Lösung suchen, eine leichte, schmerzlose Methode, Pfunde ohne Opfer purzeln zu lassen.

Abnehmen geht NICHT so einfach, oder doch?

Nein! Sie müssen einiges im Auge behalten: die Größe der Portionen, die Auswahl der Lebensmittel, Übungen, wie viele Übungen, welche Übungen usw. Aber sich Gedanken über all die Details zu machen, wird Ihnen nicht sehr hilfreich sein.

Sie müssen erst das große Ganze vor Augen haben, bevor Sie an die Einzelheiten gehen.

Sie wollen die Extra-Pfunde loswerden. Dafür gibt es viele, viele Wege. Aber bevor Sie auf die nächste WunderDiät warten, sollten Sie einige der erprobten und wahren Methoden versuchen, die ich Ihnen zeigen werde. Es ist nicht so gewaltig, wie Sie denken!

DER STOFFWECHSEL UND DAS GEWICHTS VERHÄLTNIS

Sie wissen wahrscheinlich, dass Ihr Stoffwechsel in Wechselbeziehung zu Ihrem Gewicht steht. Aber wissen Sie auch wie?

Im Allgemeinen glaubt man, dass der Stoffwechsel einer schlanken Person hoch ist, während der einer übergewichtigen Person niedrig ist. Aber das ist normalerweise nicht der Fall. Der Stoffwechsel allein bestimmt nicht Ihr Gewicht.

Vielmehr ist das Körpergewicht abhängig von der Summe der konsumierten Kalorien minus der verbrannten Kalorien.

Nehmen Sie mehr Kalorien zu sich, als Ihr Körper braucht, dann nehmen Sie zu. Konsumieren Sie weniger, nehmen Sie ab. Der Stoffwechsel ist also der Motor, der diese Kalorien verbrennt, und der Maßstab, der Ihren Energiebedarf reguliert.

Vereinfacht ausgedrückt ist der Stoffwechsel der Prozess, durch den Ihr Körper Nahrung in Energie umwandelt.

Während dieses biochemischen Vorganges werden Kalorien — aus Kohlehydraten, Fett und Proteinen — mit Sauerstoff kombiniert, um die Energie zu gewinnen, die Ihr Körper braucht, um zu funktionieren.

Die Anzahl der Kalorien, die Ihr Körper jeden Tag verbraucht, ist Ihr Gesamtenergie-Umsatz. Die folgenden drei Faktoren bestimmen diesen Gesamtenergie-Umsatz:

• **Grundbedarf.** Auch wenn Ihr Körper im Ruhezustand ist, braucht er Energie für die Grundfunktionen wie Kraftstoff für Organe, Atmung, Blutkreislauf, Einstellung des Hormonspiegels plus Bau und Reparatur von Zellen. Die Kalorien, die verbraucht werden, um diese grundlegenden Funktionen zu decken, sind Ihr Stoffwechsel-Grundumsatz.

Normalerweise macht der Stoffwechsel-Grundumsatz den größten Teil des Energieverbrauchs aus, etwa zwei Drittel bis drei Viertel der Tageskalorien. Die Energie, die für diese Grundfunktionen benötigt wird, ist ziemlich konstant und ist nicht leicht veränderbar.

- **Nahrungsverarbeitung.** Das Verdauen, Absorbieren, Transportieren und Speichern der Nahrung kostet ebenfalls Kalorien. Dies schlägt mit etwa 10% der Tageskalorien zu Buche. In den meisten Fällen ist der Energiebedarf Ihres Körpers zur NahrungsmittelVerarbeitung auch relativ stabil und ist nicht leicht veränderbar.

- **Körperliche Aktivität.** Körperliche Aktivitäten – wie Tennis spielen, zum Laden gehen, hinter dem Hund herrennen und jede andere Betätigung – verbraucht die restlichen Kalorien. Sie kontrollieren die Anzahl der verbrauchten Kalorien durch die Häufigkeit, Dauer und Intensität Ihrer Aktivitäten.

Es scheint logisch zu sein, dass signifikante Gewichtszunahme oder Übergewicht auf einem niedrigen Stoffwechsel beruht oder vielleicht sogar wegen Schilddrüsenunterfunktion (Hypothyreose).

In Wirklichkeit aber ist es sehr ungewöhnlich, dass Übergewicht auf niedrigen Stoffwechsel zurückzuführen ist.

Und die meisten übergewichtigen Menschen haben auch keine zugrunde liegende Erkrankung wie Hypothyreose. Allerdings kann eine medizinische Untersuchung feststellen, ob eine Krankheit Ihr Gewicht beeinflusst.

Gewichtszunahme ist eher zurückzuführen auf einen unausgeglichenen Energiehaushalt — höhere Kalorienaufnahme als der Körper benötigt.

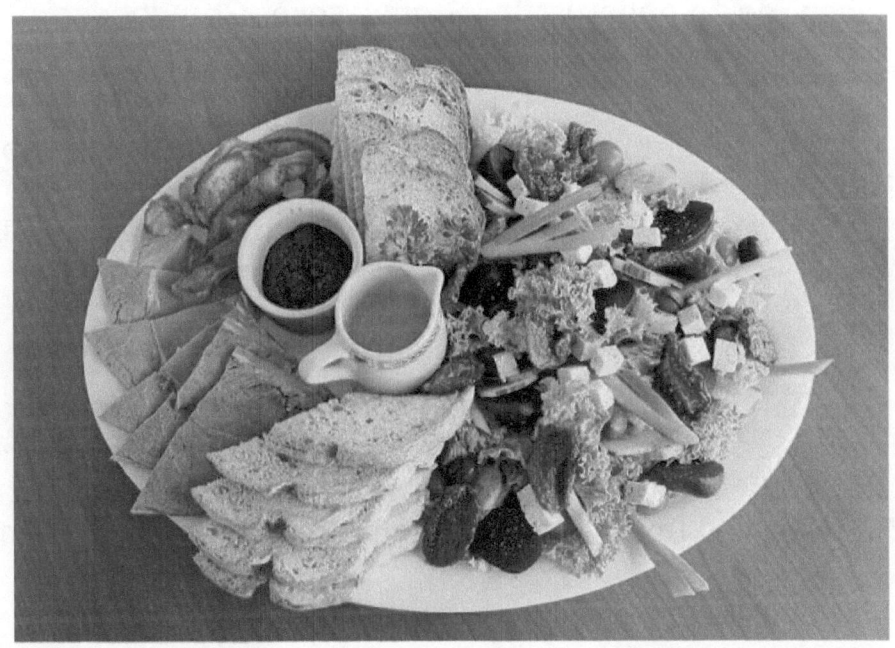

Um Gewicht zu reduzieren, müssen Sie demnach ein Energiedefizit erzeugen, indem Sie weniger Kalorien aufnehmen, den Kalorienverbrauch durch physische Aktivitäten erhöhen oder am besten beides gleichzeitig.

Wenn Sie und alle anderen Menschen körperlich und funktional identisch wären, wäre es einfach, den StandardEnergie-Bedarf zu bestimmen. Aber viele Faktoren bestimmen ihn, unter anderem auch Körpergröße und beschaffenheit, Alter und Geschlecht.

Um richtig zu funktionieren, braucht eine größere Körpermasse mehr Energie (mehr Kalorien) als eine kleinere. Auch verbrennen Muskeln mehr Kalorien als Fett. Je mehr Muskelgewebe Sie im Verhältnis zum Fettgewebe haben, desto höher ist Ihr Stoffwechsel-Grundbedarf.

Mit zunehmendem Alter nehmen die Muskeln ab und Fett hat einen größeren Anteil am Körpergewicht. Der Stoffwechsel verlangsamt sich also im Alter. Diese Veränderungen reduzieren Ihren Kalorienbedarf.

Männer haben für gewöhnlich weniger Körperfett und mehr Muskeln als Frauen des gleichen Alters und Gewichts. Daher haben Männer im Allgemeinen einen höheren Stoffwechsel und verbrauchen mehr Kalorien als Frauen.

Sie können Ihren Stoffwechsel-Grundbedarf nur begrenzt ändern.

Sie können aber Ihre täglichen Übungen erhöhen, um Muskelgewebe aufzubauen und dadurch mehr Kalorien zu verbrennen.

Ihr Stoffwechsel beeinflusst Ihren Energiebedarf, doch ist es Ihre Nahrungsaufnahme und Ihre physische Aktivität, die letztendlich Ihr Gewicht bestimmt.

Wie jede andere Aufgabe erfordert Abnehmen Engagement und Motivation, um Erfolg zu haben.

Das heißt, Sie brauchen die richtige Einstellung.

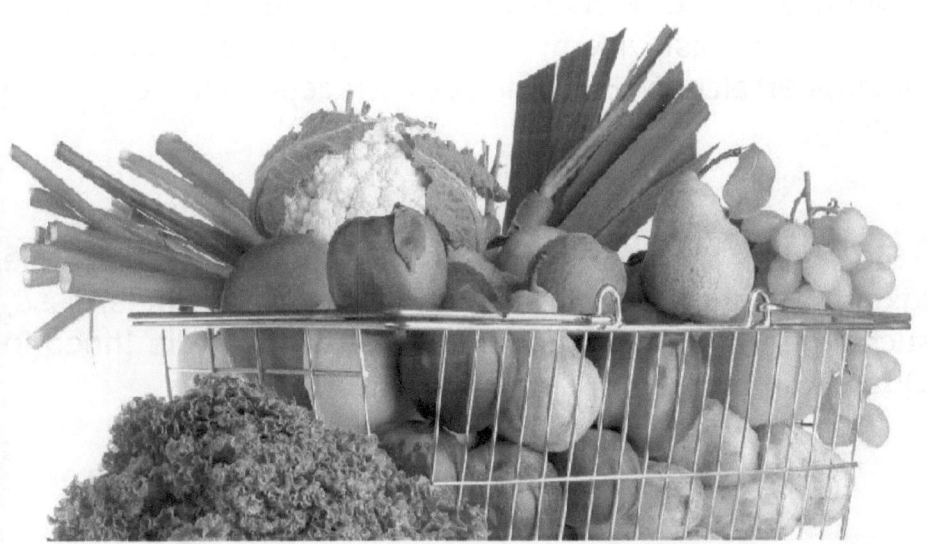

SIE MÜSSEN DIE RICHTIGE EINSTELLUNG BEKOMMEN

Ob Sie es glauben oder nicht, aber der psychologische Faktor ist mit im Spiel, wenn Sie versuchen abzunehmen. Wir können das mit den Anfeuerungsrufen beim Sport vergleichen, die Sie manchmal brauchen, um Erfolg zu haben.

Betrachten Sie Ihre Gewichtsreduzierung als Ihren eigenen, persönlichen Sportkampf. So wie Sie die Grundlagen einer Sportart und seine Spielregeln kennen müssen, genauso müssen Sie auch die richtigen Informationen über Ihre Diät bekommen, um sie effektiv zu machen.

Wenn Sie alle Werkzeuge haben, die Sie benötigen, können Sie in fast allem, was Sie im Leben versuchen, Exzellentes erreichen. Eines dieser Werkzeuge ist die richtige Einstellung.

Sie gibt Ihnen Motivation, Engagement und die Fähigkeiten, die Sie brauchen, um die Hindernisse, Versuchungen und Ablenkungen zu überwinden, die Ihnen in die Quere kommen.

Denken Sie, das klingt für Sie zu sehr nach "New Age"? Denken Sie noch einmal darüber nach!

Wenn Sie die richtige Psychologie während Ihrer Abnehm-Reise besitzen, dann machen Sie es leichter und aufregender und sind in der Lage, Veränderungen zu einem gesünderen Lebensstil zu entwickeln, die von Dauer sein werden.

Ihre Einstellung kontrolliert Ihr Verhalten, Ihr Handeln und Ihre Gedanken. Wenn Menschen heranwachsen, entwickeln sie Gewohnheiten und Assoziationen, die ihr Leben bestimmen. Die meisten dieser Gewohnheiten werden durch Ihr Unterbewusstsein kontrolliert, was Sie im Allgemeinen nicht bemerken. Ihr Unterbewusstsein kann aber Ihre Bemühungen sabotieren – was Sie ebenfalls nicht bemerken. Dies kann nachteilig sein für Ihre Bemühungen abzunehmen.

Die richtige Einstellung hat zur Folge, dass Sie verschiedene Techniken und Strategien benutzen, um Ihr Verhalten zu kontrollieren, indem Ihre Gedanken und Handlungen überwacht werden.

Wenn Sie diese Einstellung gefunden haben, können Sie besser schlechte Angewohnheiten und Assoziationen ersetzen durch neue und positive Angewohnheiten, die es Ihnen ermöglichen, Gewicht zu verlieren und glücklicher zu sein!

Die rechte Einstellung zu entwickeln, geschieht nicht über Nacht. Es bedarf schon etwas Mühe, doch letztendlich ist es die Zeit wert, die man aufgewendet hat.

Sie müssen Ihr Verhalten und Ihre Fortschritte regelmäßig beobachten.

Manchmal ist es leicht, andere Male wieder nicht. Aber die gute Nachricht ist, dass es leichte Möglichkeiten gibt, sich in die richtige Einstellung zu versetzen.

1. Schreiben Sie Ihre Ziele auf– sagen Sie sich selbst, welches Gewicht Sie erreichen möchten. Wenn Sie gerade dabei sind, schreiben Sie gegebenenfalls auch andere persönliche Ziele für Ihr Leben auf. Da Sie dabei sind, etwas Großes anzupacken, wie Ihr Gewicht zu reduzieren, können Sie Ihre Bemühungen gleichzeitig auch auf andere Aspekte Ihres Lebens ausdehnen, solange Sie die Motivation und den Antrieb haben.

2. Spezifizieren Sie Ihre Ziele. Wenn Sie sie nur allgemein beschreiben, verharmlosen Sie sie. Ihre Ziele SIND WICHTIG. Machen Sie sie wichtig!

3. Geben Sie sich ein Zeitlimit. Sie wollen abnehmen. Sie wollen das erreicht haben bis Weihnachten oder bis zur Hochzeit oder bis zum nächsten Klassentreffen. Wenn Sie sich einen Zeitrahmen setzen, geben Sie sich selber ein Ziel vor, auf das Sie hinarbeiten, und wie gesagt: Ihre Ziele SIND WICHTIG!

4. Machen Sie diese Ziele messbar und erreichbar. Denken Sie nicht in ZU großen Kategorien und nehmen Sie sich nicht mehr vor, als Sie im Stande sind zu erfüllen. Wenn Sie 100 Pfund abnehmen möchten, dann erwarten Sie nicht, dass dies in ein paar Wochen zu bewerkstelligen ist. Geben Sie sich selbst genügend Zeit, es auf gesunde Weise zu machen. Sie können Ihr Ziel auch in kleinere Etappen unterteilen. Sagen Sie sich z.B., dass Sie 10 Pfund innerhalb des nächsten Monats loswerden wollen. Dann nehmen Sie sich dasselbe im darauf folgenden Monat vor. Schließlich erreichen Sie Ihr Ziel und fühlen Befriedigung, dass Sie jetzt leichter sind als zuvor.

5. Konzentrieren Sie sich auf diese Ziele jeden Tag. Hängen Sie sie an den Kühlschrank. Schreiben Sie sie in Ihren Terminkalender. Klemmen Sie sie an den Blendschutz in Ihrem Auto. Wenn Sie sich auf Ihre Ziele konzentrieren, behalten Sie sie auch immer im Kopf und wenn sie dort an erster Stelle stehen, sind Sie auf einem guten Weg, sie auch zu erreichen.

6. Bleiben Sie diesen Zielen verpflichtet – unter allen Umständen. Es gibt einen Grund, warum Sie diese Ziele erreichen wollen. Wenn Sie ihnen treu bleiben, sind diese Ziele im Fokus Ihrer Gedanken und somit leichter zu verwirklichen.

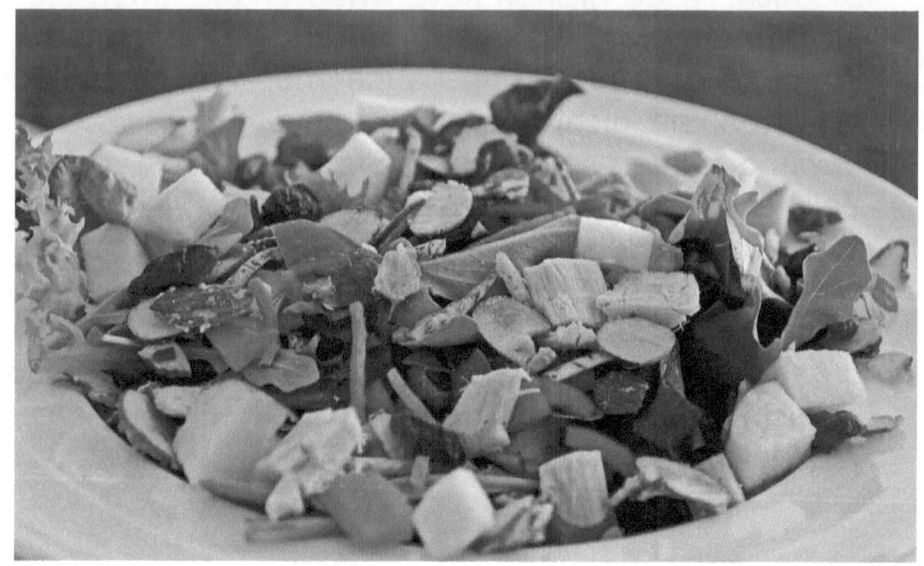

Der Kampf mit unserem Stoffwechsel während wir altern, kann nicht verleugnet werden. Unser Stoffwechsel, der die Nahrung in Energie umwandelt, lässt mit jedem weiteren Jahr nach.

Wenn wir unsere Essgewohnheiten nicht anpassen und unsere Übungen, um zu kompensieren, legen wir langsam zusätzliche Pfunde zu. Ob es uns gefällt oder nicht, aber die Realität ist nun mal, dass wir einige Gewohnheiten ändern müssen, um unser Gewicht zu halten.

Wenn Sie immer einen Schritt zur selben Zeit machen, dann können Sie grundlegende Dinge ändern. Hören Sie auf, sich zu sagen: „Ich schaff' das nicht." Sie KÖNNEN sich neue gesunde Essgewohnheiten aneignen!

Wenn Sie ein neues Denken bezüglich Gewichtsreduzierung entwickeln, erreichen Sie Ihre Ziele und realisieren den Erfolg. Stecken Sie sich ein Ziel, verwandeln Sie sich in die Person, die Sie sein wollen und leben Sie das Leben, das Sie verdienen.

Uns ist die Macht der Träume nicht ohne die Kraft und die Fähigkeit gegeben, diese Träume auch zu verwirklichen. Es ist Zeit zu beginnen – JETZT!

DIE DIÄT DER UNTERNEHMEN UND DIE MODE DIÄTEN

Wir beginnen hier mit den eindeutigen Worten, dass wir denken, dass viele dieser Unternehmen wie Jenny Craig und Weight Watchers ihre definitiven positiven Aspekte haben.

Sie weisen Menschen einen Weg, auf gesunde Weise abzunehmen, indem sie ihnen Nahrungsmittel anbieten, die man essen kann und die die empfohlene Kalorienmenge haben. Sie geben auch Unterstützung und Ratschläge während des Abnehmens.

Ihr Nachteil ist aber, dass sie ziemlich teuer sein können, wenn Sie die Faktoren Mitgliedsgebühren und Speisen einbeziehen. Viele dieser Unternehmen erwarten, dass man ihre abgepackten Nahrungsmittel für alle Mahlzeiten kauft, und das kann recht kostspielig werden. Sie sind eine gute Option für solche Leute, die sich deren Diätpläne leisten und sie durchziehen können.

Es sind in den letzten Jahren auch viele, viele ModeDiäten wie Pilze aus dem Boden geschossen, die schnellen Gewichtsverlust versprechen, solange man sich an die jeweiligen Empfehlungen hält. Einige können jedoch sogar gefährlich sein und sollten sorgfältig geprüft werden, bevor man sie durchführt.

Eine solche Diät ist beispielsweise der kohlenhydratarme Atkins Diät Plan. Manche Menschen gelang es, damit abzunehmen, andere wiederum berichteten von ernsthaften Gesundheitsproblemen.

Kohlenhydratarme Diäten können zu schneller Gewichtsreduzierung führen, aber das neue Gewicht zu halten, ist sehr schwierig, wenn die Diät nicht strikt eingehalten wird. Unter anderem wegen seiner Forderung – viel Protein, keine "weißen Nahrungsmittel" etc. – wird man im Allgemeinen Lebensmittel essen, die fettreich sind, was den Cholesterinspiegel erhöhen kann.

Einige der Ansprüche von Menschen, die sich für LowCarb-Diäten (Kohlenhydratarme Diäten) stark machen, sind einfach nicht zu halten.

Aufgrund der Art des Diät-Plans wird man durch den Verzicht auf Kohlenhydrate schnell Gewicht verlieren, aber man wird nicht in der Lage sein, das Gewicht zu halten, sobald man diese Kohlenhydrate wieder in die Ernährung mit einbezieht. In der Tat, je länger man auf Low Carb Diät war, desto schneller wird man wieder sein altes Gewicht bekommen.

Kohlenhydrate stellen eine Möglichkeit für Ihren Körper dar, Nahrung in Energie umzuwandeln. Wenn Sie auf sie verzichten, werden Sie feststellen, dass sich Ihr EnergieLevel senkt und dass die Muskeln an Spannkraft verlieren und abbauen.

Diese Diäten empfehlen, dass man viele Proteine essen soll, also hauptsächlich Fleisch und Fisch. Doch sind sie oftmals reich an Fett. Zu viel Fett verzehren kann aber zu Gesundheitsproblemen führen wie Herz-KreislaufKrankheiten, Bluthochdruck und manchen Krebsarten.

Ja, kohlenhydratarme Ernährung hilft, schnell Gewicht zu verlieren, aber machen Sie sich vollständig kundig, bevor Sie damit beginnen. Ein guter Ernährungsplan balanciert alles aus, was Ihr Körper braucht, um effektiv zu funktionieren.

Sie ziehen vielleicht auch eine der so häufig und überall angebotenen "Fat Burner" Pillen in Betracht.

Es scheint mir geradezu, dass ich jedes Mal, wenn ich den Fernseher anmache, Werbung sehe von Leuten, die 100 Pfund in nur zwei Wochen abgenommen haben und nun in Badesachen im Fernsehen auftreten können – und das alles mit Hilfe dieser fantastischen Diätpillen, die sie eingenommen hatten.

Manche Leute haben großes Glück, dass sie durch diese Pillen Gewicht reduzieren konnten, aber es steckt auch ein Risiko darin.

Denn diese Fettverbrennungspillen müssen nicht durch die Food and Drug Administration (FDA) getestet werden, bevor sie auf den Markt gebracht werden.

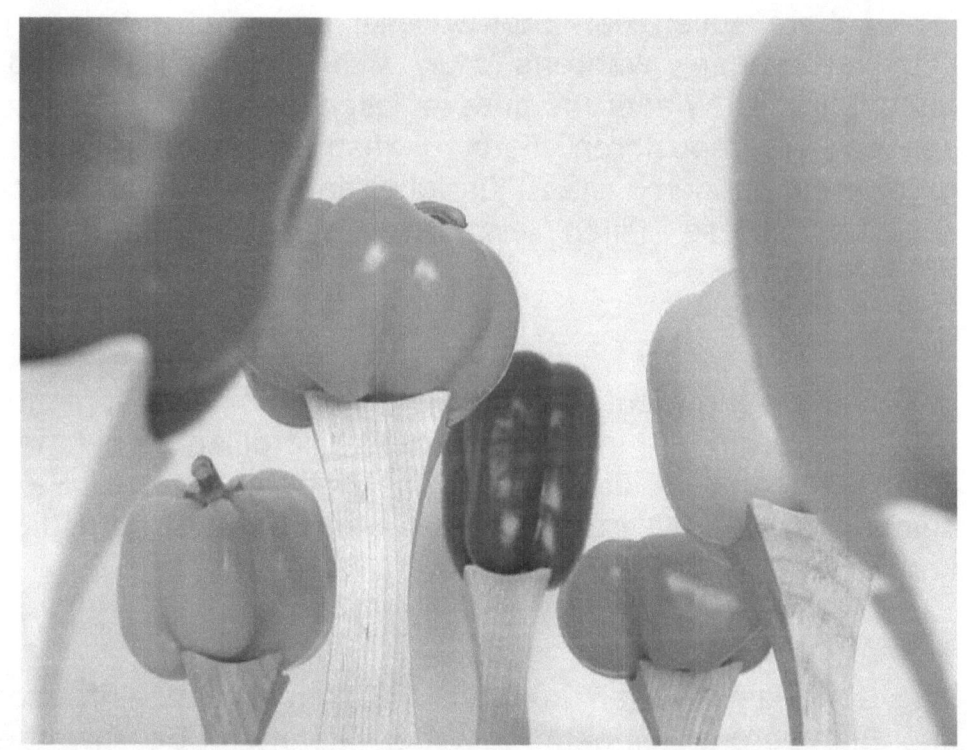

Wenn sich aber auf der anderen Seite herausstellt, dass ein Präparat gefährlich zu sein scheint, reagiert die FDA schnell um sicherzustellen, dass es aus dem Handel genommen wird.

Dies passierte z.B. im Jahre 2003, als die FDA ein Produkt verbot, das Ephedrin enthielt, nachdem sich herausgestellt hatte, dass es zumindest teilweise für den Tod eines prominenten Sportlers verantwortlich war.

Diese Pillen arbeiten auf verschiedene Art und Weise. Viele sind Appetitzügler und enthalten Phenylpropanoide oder Koffein.

Andere sollen den Stoffwechsel steigern und dadurch Fett verbrennen, während man sich gleichzeitig weniger hungrig fühlt. Wiederum andere Pillen sollen die Fähigkeit des Körpers reduzieren, Fett zu absorbieren oder Gewicht reduzieren, indem sie Flüssigkeiten aus dem Körper ausleiten. Diese Pillen enthalten ein Diuretikum oder Abführmittel.

Es ist sehr wichtig, dass Sie mit Ihrem Arzt sprechen, bevor Sie beginnen, irgendeine dieser Diätpillen zu nehmen– auch diejenigen, die angeblich nur natürliche Stoffe beinhalten. Das gilt insbesondere, wenn Sie gesundheitliche Probleme haben.

Denn diese Pillen könnten Medikamente beeinflussen, die Sie bereits einnehmen oder könnten Beschwerden verschärfen wie zum Beispiel Angstzustände.

Diätpillen können süchtig machen, also seien Sie vorsichtig, wenn Sie mit der Kur beginnen. Folgen Sie den Dosierungsanweisungen genauestens und achten Sie auf mögliche Nebenwirkungen aller Art. Falls Sie irgendeine der folgenden Symptome erleben, stoppen Sie sofort die Einnahme der Pillen und konsultieren Sie Ihren Arzt:

- Angstzustände oder Nervosität
- Reizbarkeit
- Schlaflosigkeit, Ruhelosigkeit, Hyperaktivität
- Bluthochdruck
- Beklemmendes Gefühl in der Brust

- Herzklopfen
- Fieber
- Trockener Mund
- Starke Kopfschmerzen
- Schwindelgefühl
- Verschwommene Sicht
- Starkes Schwitzen
- Störungen der Menstruation oder des Sexualtriebes

Da Diätpillen rezeptfrei verkäuflich sind, liegt es in der Verantwortung des Käufers, sie korrekt zu verwenden.

Manche Verbraucher nehmen dummerweise mehr als die empfohlene Dosis ein in der Hoffnung, schneller Gewicht zu verlieren, was aber sehr gefährlich ist! Eine Überdosis kann Zittern, Atemnot, Krämpfe, Nierenversagen oder Herzinfarkt verursachen.

Sie können Diätpillen nehmen und auf diese Weise versuchen abzunehmen.

Aber seien Sie vorsichtig und folgen Sie genau den Anweisungen des Herstellers, damit Sie auf der sicheren Seite sind.

Auch wenn Sie sie nehmen, müssen Sie Veränderungen in Ihrem Speiseplan vornehmen und körperliche Übungen durchführen, um Gewicht zu verlieren. Viele Menschen denken, sie können essen, was sie wollen, wenn sie diese Pillen einnehmen, aber das ist einfach nicht der Fall.

Denken Sie immer daran, dass nichts so effektiv hilft, abzunehmen und das Gewicht zu halten wie eine vernünftige, ausgewogene Ernährung und Bewegung. Außerdem hilft Ihnen keine Pille, die notwendigen emotionalen und sonstigen Änderungen Ihres Lebensstils durchzuführen, um diese Extra-Pfunde loszuwerden.

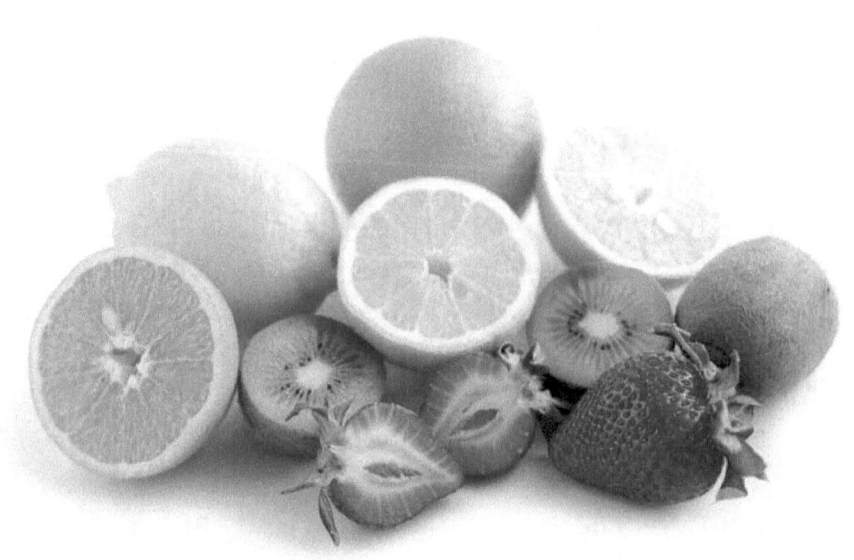

ERSTE SCHRITTE

Sie können Gewicht auf vielerlei Art verringern. Sicherlich können Sie auch den Weg des Supermodells gehen und hungern, aber wer will das schon? Es gibt ein paar Dinge in Bezug auf Ernährung und Abnehmen, worüber sich die meisten Fachleute im Allgemeinen einig sind.

Erstens: Sie müssen viel Wasser trinken. Die meisten Menschen trinken nicht genug. Cola und Kaffee zählen nicht! Ja, Sie sollten wirklich täglich acht Gläser Wasser à 250 ml trinken – abhängig von Ihrem Gewicht eventuell mehr.

Wasser ist ein natürlicher Appetitzügler. Wenn Sie ein volles Glas Wasser vor einer Mahlzeit trinken, kann Ihr Magen einfach nicht mehr so viel Nahrung aufnehmen.

Nein, Sie nehmen nicht an Gewicht zu, wenn Sie viel Wasser trinken. Vielmehr ist es so: Wenn Sie den Tag über nicht genug Wasser trinken, dehydriert Ihr Körper. Wenn Sie dann endlich Wasser trinken, behält Ihr Körper es und legt Reserven für trockene Zeiten an. Das ist der Zustand, wo wir uns vom Wassergewicht aufgebläht fühlen.

Wenn Sie Ihren Körper jedoch regelmäßig genügend Wasser zuführen, entsorgt er es auch wieder auf natürliche Weise. Ausreichend Wasser trinken gibt Ihnen den Vorteil der Hydration und Sättigung.

Zweitens: Sie sollten immer ausgewogene Mahlzeiten einnehmen. Es ist etwas, das wir in der Grundschule gelernt haben, dass wir aber jetzt wirklich als Erwachsene anwenden sollten – die Grundnahrungsmittelgruppen.

Eiweiß (Proteine) und Kohlenhydrate sind wesentlich für eine gesunde Mahlzeit. Kohlenhydrate sind die HauptEnergiequelle unserer Ernährung und Proteine verbrennen Fett. Als absolutes Minimum sollte jede Mahlzeit aus Protein und Kohlenhydrat bestehen.

Lassen Sie KEINE Mahlzeiten aus. Mit dem Schlechteste, was wir beim Versuch abzunehmen tun können, ist, auf Mahlzeiten zu verzichten. Ich habe es unzählige Male gesehen: Aus der Motivation heraus, Gewicht zu reduzieren, beschließt jemand, nur noch zwei Mal am Tag zu essen.

Doch Ihr Stoffwechsel braucht die Beständigkeit regelmäßiger Mahlzeiten. Bei unbeständigen Essenszeiten denkt der Körper, dass Hungerzeiten anbrechen. Also lagert er alles, was ihm zugeführt wird, als Fett ein. Energiereserve für schlechte Zeiten.

Schließlich: Bewegung. Sie können einfach kein Gewicht reduzieren, wenn Sie Ihren sitzenden Lebensstil beibehalten. Menschen, die sich bewegen, leben länger und fühlen sich besser. Und sie nehmen schneller ab. Aber: Halten Sie es einfach.

Thomas Jefferson sagte: "Der beste Vitalitätsspender des Körpers ist Bewegung, und von allen Bewegungen ist Gehen die beste."

Es ist nie zu spät, in Form zu kommen. Wir geben Ihnen einen ganzen Abschnitt mit Übungen, aber Sie müssen kein Fitness-Studio besuchen und ein berühmter Bodybuilder werden. Denn es gibt zahlreiche Möglichkeiten, sich genügend Bewegung zu verschaffen im Bemühen, Gewicht zu verlieren.

Natürlich gibt es eine einfache Formel, Gewichtsverlust zu berechnen: Konsumieren Sie jeden Tag weniger Kalorien, als Sie verbrauchen. Wenn Sie beispielsweise 2.000 Kalorien am Tag aufnehmen und 2.500 Kalorien verbrennen, dann nehmen Sie ab.

Sie sagen vielleicht: "Warum reduziere ich nicht einfach meine Kalorienzufuhr deutlich, so dass ich nicht viele Kalorien zum Abnehmen verbrennen muss?" Nun, das würde wieder auf hungern hinauslaufen und ist überhaupt keine gute Idee. Es macht Sie schwächer, hungriger und hinterher essen Sie eine Menge.

Ihr Körper braucht einfach Nahrung und Kalorien, um Energie zu bekommen. Sie müssen ausreichend essen, um nicht zu hungern und um diese Kalorien und ein paar mehr anschließend zu verbrennen. Auf der anderen Seite, wenn Sie genau die gleiche Menge Kalorien verbrauchen, die Sie zu sich genommen haben, verändert sich nichts.

Das Geheimnis des Abnehmens ohne Hunger liegt in der richtigen Auswahl der Lebensmittel. Es müssen Lebensmittel sein, die arm an Kalorien sind, die aber Ihren Bauch befriedigen, so dass Sie nicht hungrig werden.

Wir fanden eine sehr interessante Studie, die illustriert, wie die Art und Weise, wie wir essen, unser Gewicht beeinflusst. Sie wurde von der New Zealand's University in Auckland im Jahre 1999 durchgeführt.

Die Wissenschaftler teilten die männlichen Testpersonen in drei Gruppen. Jede Gruppe bekam Nahrung mit drei unterschiedlichen Fettanteilen (die täglichen Kalorien bestanden zu 60, 40 oder 20 Prozent aus Fett), aber es gab keine Kaloriengrenze. Den Teilnehmern wurde gesagt, dass sie von den angebotenen Speisen so viel essen durften, wie sie mochten.

Wie erwartet, verloren die Männer, die Nahrung mit einem 20%-igen Fettanteil aßen, Gewicht, denn sie konsumierten weniger Kalorien. Fett enthält 9 Kalorien pro Gramm im Vergleich zu 4 Kalorien pro Gramm bei Kohlenhydraten und Proteinen.

Das heißt, je mehr Fett die Nahrung enthält, desto mehr Kalorien besitzt sie auch. Doch trotz der kalorienärmeren Nahrung waren die Testpersonen dieser Gruppe überhaupt nicht hungrig.

Die Forscher entdeckten, dass die Männer der fettarmen Gruppe unbewusst kompensierten, indem sie

Nahrung wählten, die das gleiche wog wie die der Männer in den höherfettigen Gruppen, und deshalb kein Hungergefühl hatten.

Das lässt vermuten, dass das Gewicht der verzehrten Nahrungsmittel eine größere Rolle spielt als Fett oder Kalorien, um den Hunger zu befriedigen. Mit anderen Worten, man muss nicht fett- und kalorienreiche Nahrung essen, um sich satt zu fühlen, sondern der Magen muss das Gewicht einer bestimmten Menge von Lebensmitteln fühlen.

Es gibt verschiedene andere Untersuchungen, die zeigen, dass Menschen dazu tendieren, täglich die gleiche Menge Nahrung konsumieren, ohne zu berücksichtigen, ob die Mahlzeiten Fett oder Kalorien enthalten. Es ist, wie wenn der Magen eine innere Waage hat mit einem vorbestimmten Gewicht, das, wenn es erreicht wird, Sättigung anzeigt.

Dies erklärt den Grund, warum man vor dem Essen ein Glass Wasser trinken oder einen Teller Suppe essen soll, um den Appetit zu begrenzen.

Das erklärt auch, warum manche Menschen trotz fettarmer Nahrung zunehmen, wenn sie viele stärkehaltige Lebensmittel verzehren, die stark verarbeitet und arm an Ballaststoffen sind.

Sie müssen viele Scheiben flauschiges Weißbrot essen, bevor Sie sich satt fühlen, während zwei Scheiben Vollkornbrot Sie schon so sättigen, als ob Sie den ganzen Laib geschluckt hätten. Mit dem Verzehr von

Ballaststoffreichen Lebensmitteln wie z.B. Haferflocken nehmen Sie weniger Kalorien zu sich, ohne sich hungrig zu fühlen (200 Gramm Haferflocken haben nur 120 Kalorien).

Wie also wählen Sie die richtigen Nahrungsmittel?

WAS JEDER ESSEN SOLLTE

Wenn Sie den Versuch unternehmen abzunehmen, dann sollten Sie Nahrungsmittel wählen, die ein günstiges Gewicht-Kalorien-Verhältnis aufweisen. Sie müssen Lebensmittel essen, die viel wiegen, aber wenige Kalorien haben statt umgekehrt.

Obst und Gemüse sind hierbei die großen Gewinner gemäß der Tufts University. Sie wiegen schwer wegen ihrer Ballaststoffe und ihrem Wassergehalt und haben doch wenig Kalorien.

So hat z.B. eine Tasse Melonen mit 150 Gramm nur 56 Kalorien. Etwa die gleiche Menge Spinat hat nur 42 Kalorien.

Nun vergleichen Sie das mit drei Tassen gebuttertem Popcorn: dass wiegt nur 90 Gramm und enthält 420 Kalorien oder, noch schlimmer, 30 Gramm Kartoffelchips, dass 152

Kalorien hat (wenn Sie davon 120 Gramm essen, würden Sie 608 Kalorien einladen, sich in Ihren Fettzellen zu Hause zu fühlen).

Das nenne ich "Small but terrible".

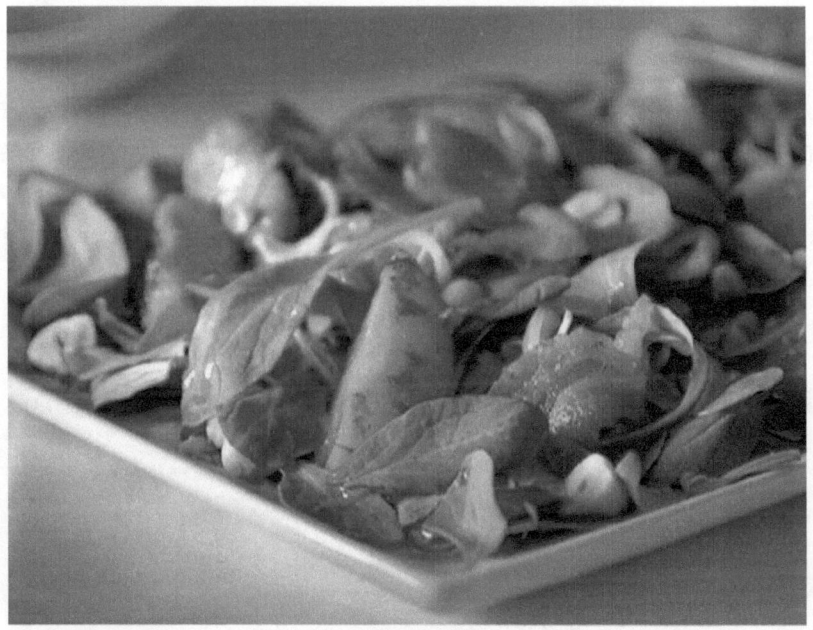

Die meisten Snacks wiegen nicht viel, haben aber ganz sicher eine ganze Menge Kalorien.

Das bedeutet, Sie können viel davon essen, ohne satt zu sein und ohne zu realisieren, dass Sie viele Extra-Kalorien zu sich nehmen, die Sie nicht benötigen.

Die meisten Kekse wiegen ca. 15 Gramm und enthalten 50 Kalorien. Wenn Sie 6 Kekse essen, haben Sie nur 90 Gramm Nahrungsmittelgewicht, aber schon 300 Kalorien verzehrt. Ein Schokoriegel ist nur 40-50 g schwer, hat aber 220 Kalorien. Ein kleines Croissant mit 60 g hat 230 Kalorien.

Nach einer Untersuchung der New Zealand University, sind Lebensmittel, die leicht an Gewicht, aber schwer an Kalorien sind, die schlechtesten, wenn Sie versuchen abzunehmen. Es ist eine Art „Doppelbestrafung" – Sie sind immer noch hungrig, aber Sie haben bereits viele Kalorien gegessen.

Wählen Sie lieber fettarme Lebensmittel mit dem gleichen Gewicht. Es kann auch ein himmelweiter Unterschied in Bezug auf Kalorienaufnahme sein, wenn zwei Menschen Lebensmittel von gleicher Art und gleichem Gewicht essen.

Wie das möglich ist? Ganz einfach, wenn Sie die Art der Zubereitung betrachten.

Hier einige Beispiele (alles auf 100 Gramm bezogen): Gekochte Kartoffeln haben 62 Kalorien, Pommes Frites 328 Kalorien. Sardinen in Tomatensoße enthalten 127 Kalorien, Sardinen in Öl dagegen 372. Thunfisch in Wasser hat 95 Kalorien, Thunfisch in Öl 309. Sie verstehen, was ich sagen will.

Vermeiden Sie, sich mit leichten (in Bezug auf das Gewicht), aber schweren (in Bezug auf die Kalorien) Nahrungsmitteln zu ernähren. Ich weiß, dass viele Menschen keine vollständigen Mahlzeiten essen wollen, weil sie denken: Wenn sich der Bauch voll anfühlt, haben sie auch viele Kalorien zu sich genommen.

Darum denken sie, dass sie abnehmen, wenn sie etwas Leichtes wie Knusperkekse essen.

Sie begreifen nicht, dass, nur weil ein Nahrungsmittel wenig wiegt, es nicht auch automatisch wenig Kalorien enthält. Jemand kann leicht neun Kekse (420 Kalorien) essen und sich immer noch nicht gesättigt fühlen, was nicht verwunderlich ist, denn sie wiegen ja nur 90-100 Gramm.

Ob Sie es glauben oder nicht, aber Sie können eine sättigende Mahlzeit bestehend aus einer halben Tasse gedämpftem Reis, einer Tasse gekochtem Spinat, einem kleinen Stück Fisch und einer Schale Melonen für weniger Kalorien haben!

Diese komplette Mahlzeit würde gut 500 Gramm wiegen, aber nur 378 Kalorien "kosten". Durch Wahl der richtigen Lebensmittel können Sie leicht unnötige Kalorien einsparen, ohne hungern und entbehren zu müssen.

Sie sollten auch Ihre Kohlenhydrate etwas reduzieren, aber nicht komplett weglassen! Da effektive Gewichtsabnahme von Bewegung und Aktivität abhängig ist, hätten Sie ohne Kohlenhydrate nicht die Energie, die Sie benötigen, um Kalorien zu verbrennen.

Sie sollten mit einer Grunddiät beginnen, bei der mindestens die Hälfte der Kalorien aus Obst, Gemüse,

Vollkorn und natürlicher Stärke kommen. Der Rest sollte aus fettarmen Proteinen wie Fisch, Hühnerfleisch und magerem Rind stammen.

Die müssen ein gesundes Verhältnis von Kohlenhydraten und Proteinen bekommen. Vermeiden Sie Kohlenhydrate zur Nachtzeit. In regelmäßigen Abständen Kohlenhydrat-Tage einlegen, um Ihren Energie-Level zu steigern.

Im Bezug auf Proteine fragen sich viele Leute, wie viel genug oder wie viel zu viel ist. Im Allgemeinen sagen Fachleute, dass man pro Mahlzeit 1 Gramm Protein pro Pfund Körpergewicht essen soll.

Das scheint eine lächerlich große Menge an Eiweiß zu sein, aber denken Sie daran, dass wir über SCHLANKE Proteine sprechen. Außerdem beschleunigt Protein Ihren Stoffwechsel und Gewichtsverlust.

Das ist ein guter Augenblick, über Portionsgrößen zu sprechen. Als Daumenregel gilt, dass Sie nie eine Portion essen sollten, die größer ist als Ihre geballte Faust. Damit essen Sie genug, um ohne zu übertreiben satt zu werden.

Gelüste sind der schlimmste Teil beim Abnehmen. Nehmen wir an, Sie lieben Kekse mit Schokostückchen darin, wie ich es tue. Wenn Ihnen danach ist, macht das Leugnen des Verlangens es nur stärker.

Statt sich den Keks nicht zu gönnen, tun Sie es ruhig, aber übertreiben Sie es nicht. Nehmen Sie einfach nur eins statt drei.

Sie können sich mit Ihren Lieblings-Lebensmitteln verwöhnen, solange Sie es im Rahmen des Zumutbaren halten.

Die meisten Experten stimmen darin überein, dass nur drei traditionelle Mahlzeiten pro Tag keine gesunde Ernährung sind. Tatsächlich sollten Sie täglich mehr Mahlzeiten essen. Sind das nicht gute Nachrichten?!

Dahinter steckt der Gedanke, dass man zu viel ist, wenn man zu hungrig ist. Um den Hunger zu besiegen, sollten Sie mehr Mahlzeiten mit kleineren Portionen als weniger Mahlzeiten mit größeren Portionen essen.

Frauen wird empfohlen, fünf Mal am Tag zu essen, Männer sechs Mal. Versuchen Sie, diese Mahlzeiten mindestens im Abstand von 2 Stunden zu essen um sicherzustellen, dass Sie nicht zu hungrig werden.
Die Vorteile offenbaren sich von alleine, und zwar sind dies:

- Höhere Stoffwechselrate

- Mehr Energie

- Weniger Speichern von Körperfett wegen kleinerer Portionen

- Hunger und Gelüste sind reduziert

- Gleichmäßigere Werte von Blutzucker und Insulin

- Zum Muskelaufbau sind mehr Kalorien vorhanden

- Die Nährstoffe der Speisen werden besser absorbiert und verwertet

Doch Sie müssen sicherstellen, dass Sie auch die richtigen Lebensmittel essen.

VERBOTENE LEBENSMITTEL BEIM ABNEHMEN

Wir können unmöglich alle Lebensmitteln aufzählen, die akzeptabel sind, wenn Sie versuchen, Gewicht zu verlieren. Der gesunde Menschenverstand sagt Ihnen aber, dass Pommes Frites absolut verboten sind und ein Apfel großartig ist.

Wir haben uns daher auf diejenigen Lebensmittel konzentriert, die Sie nicht essen SOLLTEN. Das ist natürlich auch eine ellenlange Liste, darum behandeln wir die schlimmsten und nennen Ihnen möglichen Ersatz.

Getränke

Verzichten Sie auf alles, worin Koffein ist – vergessen Sie auch nicht, dass viele Softdrinks Koffein enthalten. Koffein hat die gleiche Insulin stimulierende, Gewichtsverlust reduzierende Wirkung wie Aspartam (ein synthetisch hergestellter Süßstoff).

Unglücklicherweise schließt das Kaffee mit ein. Halten Sie sich an entkoffeinierte Kaffees, Tees und Softdrinks.

Ebenso sollten Sie alle Getränke meiden, die Aspartam (Nutra Sweet), Fruktose-Maissirup oder raffinierten Zucker enthalten. Da Sie viel Wasser trinken müssen, um Gewicht zu verlieren, versuchen Sie Wasser mit einer Scheibe Zitrone oder Limone. Das kann sehr erfrischend und sättigend sein!

Alkohol ist tabu bei jeglicher Diät. Es ist OK, ein Glass Wein zum Abendessen zu trinken, aber nicht die ganze Flasche. Es gibt kaum einen besseren Weg, Pfunde draufzupacken, als exzessiv Alkohol zu trinken – selbst solchen, der weniger Kalorien hat. Maßvoll sein ist der Schlüssel bei alkoholischen Getränken!

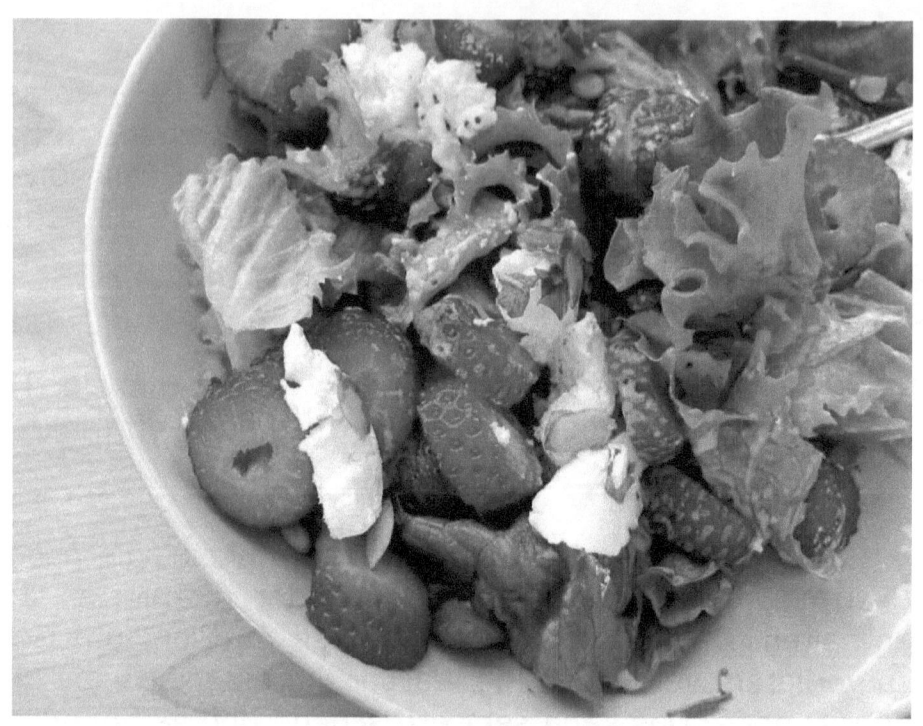

Verpackte Fertiggerichte

Im Allgemeinen gilt: Sie sollten sich von vielen dieser Produkte fernhalten. Wenn die Inhaltsstoffe unaussprechlich sind, sollten Sie sie meiden.

Mit anderen Worten, alles mit vielen Chemikalien auf der Zutatenliste ist nicht gut für Ihre Diät, ja für Ihre Ernährung überhaupt.

Weißer Reis, auch wenn er sehr füllend ist, enthält Stärke, die Ihren Gewichtsverlust hemmen kann. Greifen Sie lieber zu braunem Naturreis.

Pasta ist auch nicht gut, weil Sie Stärke enthält. Nehmen Sie lieber Vollkornpasta. Sie schmeckt genauso gut und ist viel besser für Sie!

Brot

Aus den gleichen Gründen wie bei Pasta und weißem Reis sollte weißes Brot vermieden werden. Vollkornbrot versorgt Sie mit den Kohlehydraten, die Sie brauchen und ist weniger verarbeitet als weiße Brotsorten.

Stellen Sie sicher, dass das Brot, das Sie kaufen, aus Vollkornmehl statt aus weißem Mehr hergestellt ist. Glauben Sie mir, es macht einen Unterschied.

Wenn Sie mexikanisches Essen mögen, wählen Sie auch hier Vollkorn-Tortillas, wenn Sie Ihre Burritos, Enchiladas oder Tacos kaufen.

Konserven

Wiederum gilt: Alles, was in Dosen oder Gläsern ist, muss frei von unmäßigen Chemikalien sein. Wenn das Etikett Inhaltsstoffe mit mehr als vier Silben enthält oder wenn sie Bindestriche aufweisen, ist es mit Sicherheit nicht gut für Ihre Ernährung und Ihre Diät.

Hühnerbrühe kann sehr fett sein, also sollten Sie auf sie verzichten. Dasselbe gilt für viele Suppenfertiggerichte. Das Gute ist aber, dass es viele Light oder fettarme Produkte gibt. Nur für diese sollten Sie sich entscheiden.

Industriell hergestellte Tomatensoßen oder Soßen auf Tomatenbasis enthalten unglaublich riesige Mengen an Zucker und Salz. Viel besser ist, wenn Sie diese Soßen selbst zubereiten, so dass Sie kontrollieren können, was drin ist. Weiter hinten in diesem Ebook haben wir ein entsprechendes Rezept für Sie!

Essen Sie kein Obst oder Gemüse aus Dosen. Wenn es in Dosen eingemacht ist, wurde es auch erhitzt und hat demzufolge auch die meisten nützlichen Nährstoffe verloren. Auch kann raffinierter Zucker enthalten sein, deshalb sollten Sie besser bei frischem Obst und Gemüse bleiben.

Wenn Sie Speiseöl zum Kochen verwenden müssen, nehmen Sie kaltgepresstes Olivenöl anstelle von Gemüse- oder Getreideöl.

Fleisch

Nehmen Sie ausschließlich mageres Fleisch zur Proteinaufnahme. Es ist allgemein bekannt, dass man versuchen sollte, auf rotes Fleisch wie Rindfleisch zu verzichten. Natürlich, wenn es Ihnen wie mir geht und Sie Steaks lieben, dann nehmen Sie nur ein mageres Stück und machen keine Portion größer als Ihre geballte Faust.

Bevorzugen Sie frischen Fisch gegenüber solchen in Dosen und stellen Sie sicher, dass er von der fettärmeren

Sorte ist. Dazu gehört Lachs, Tilapia und Kabeljau. Panieren Sie Ihren Fisch auch nicht, kochen oder grillen Sie ihn, um eventuell verbleibendes Fett loszuwerden.

Weiße Hühnerbrust ist besser als dunkles Fleisch, denn das dunklere enthält mehr Fett. Das Gleiche gilt für Pute.

Thunfisch ist immer eine gute Wahl – auch in der Dose. Aber er sollte in Wasser, nicht in Öl eingedost sein!

Milchprodukte

Magermilch sollte Ihre erste Wahl sein gegenüber Vollmilch. Vermeiden Sie dennoch zu viel Milch zu trinken, weil es immer natürliche Fette enthält, was zu unnötigem Fett in Ihrem Körper werden kann!

Unglücklicherweise ist Käse bei einer Diät auch nicht erlaubt. Doch Sie finden heutzutage in den meisten Geschäften fettarmen und fettfreien Käse. Aber verwenden Sie ihn trotzdem sparsam!

Eier sind in Ordnung bei Ihrer Ernährung und Diät, aber Sie sind besser dran, wenn Sie nur das Eiweiß und nicht das Eigelb verwenden. Ei-Ersatzprodukte sind auch eine Alternative.

Fettfreier Sauerrahm ist in Maßen auch erlaubt, aber versuchen Sie, ihn durch Naturjogurt zu ersetzen.

Gemüse und Obst

Alles frische Gemüse ist gut für Sie. Es herrscht allgemein die Meinung, dass man jedes Gemüse essen kann, das man will und trotzdem abnimmt. Das ist so ziemlich richtig – solange Sie es richtig zubereitet haben. Es ist immer am besten, Gemüse zu dämpfen. Sie können es auch mit etwas Olivenöl beträufeln und im Ofen backen oder – noch besser – auf dem Grill rösten! Mhh, lecker!

Seien Sie vorsichtig, zu viel Früchte zu essen, die viel natürlichen Zucker enthalten wie beispielsweise Orangen und Pfirsiche. Weil der Zucker auf natürliche Weise vorhanden ist, ist er nicht schrecklich schlecht für Sie, aber Sie sollten dennoch nicht zu viel Zucken aufnehmen, da er in Fett verwandelt werden kann.

Etwas Wichtiges sollten Sie sofort tun, wenn Sie sich entschieden haben, Gewicht zu verlieren: Entfernen Sie aus Ihrem Kühlschrank und aus Ihren Schränken all die Nahrungsmittel, die Ihre Diät behindern können. Da heißt, werden Sie Chips, raffinierter Zucker, Dosenfrüchte usw. los.

Werfen Sie es aber nicht weg, spenden Sie es sozialen Einrichtungen. Glauben Sie mir, sie sind glücklich mit allem, was Sie bringen, ernährungsfreundlich oder nicht!

Sobald Sie das getan haben, müssen Sie einkaufen gehen. Haben Sie keine Angst. Kaufen Sie einfach intelligent ein!

WIE WIR RICHTIG EINKAUFEN FÜR IHRE DIÄT

Wenn Sie versuchen abzunehmen, lautet die erste Regel beim Einkaufen: nur mit Liste einkaufen.

Das ist extrem wichtig, damit Sie nicht Opfer Ihrer natürlichen Instinkte werden und diese leckeren Kekse greifen, die am Ende von Gang vier so verführerisch ausgestellt sind. Bleiben Sie dieser Liste treu.

Planen Sie, bevor Sie einkaufen gehen. Natürlich! Wenn Sie nicht geplant haben, wie können Sie dann eine Liste haben? Sie müssen sich entscheiden, welche Mahlzeiten Sie zubereiten und welche Zutaten Sie verwenden wollen.

Stellen Sie sicher, dass Sie von den richtigen Portionsgrößen ausgehen, wenn Sie Ihre Mahlzeiten planen.

Planen Sie nicht nur fürs Abendessen. Sie erinnern sich: Sie essen mehrere kleine Mahlzeiten während des Tages; also berücksichtigen Sie das.

Wenn Sie zum ersten Mal einkaufen gehen für Ihr Abnehmvorhaben, könnte es eine gute Idee sein, jemand mitzunehmen, der Sie kontrolliert, während Sie durch die Gänge wandern. Das muss jemand sein, der Ihre Kämpfe um Gewichtsreduzierung kennt und der Sie dabei unterstützen kann.

Das ist sozusagen Ihr Einkaufspolizist, also tadeln Sie ihn oder sie nicht, wenn er die Chips oder Kekse wieder aus dem Einkaufswagen herausnimmt. Vergessen Sie nicht, dass Sie seine Hilfe brauchen, also machen Sie keinen Ärger.

Geben Sie ihm/ihr Erlaubnis, Sie auf das Ziel fokussiert zu halten. Diese Person könnte auch schon in den Planungsprozess integriert sein, so dass sie eine bessere Vorstellung hat, was Sie wirklich versuchen zu erreichen.

Auf den nächsten Punkt können wir nicht ausdrücklich genug hinweisen: **ESSEN SIE IMMER VORHER, BEVOR SIE EINKAUFEN GEHEN!** Es ist eine altbekannte Tatsache, dass Sie mit knurrendem Magen anfälliger für Spontankäufe sind, die noch dazu schädlich für Ihr Diät Ziel sind!

Lernen Sie, Etiketten zu lesen. Wie zuvor erwähnt müssen Sie Produkte meiden, die Zutaten enthalten, welche schlecht für Ihre Ernährung sind. Achten Sie auf den Fettanteil, den Zuckeranteil, den Salzanteil usw. Stellen Sie sicher, dass Sie gewichtsfreundliche Lebensmittel einkaufen, die Sie essen können, ohne sich Sorgen machen zu müssen.

Vermeiden Sie Fertiggerichte. Auch wenn Sie schnell zuzubereiten sind und recht gut schmecken, so enthalten sie doch meist zusätzliche Kalorien, Fette und Kohlenhydrate, die Sie einfach nicht brauchen. Wenn es Sie zu den Diätgerichten in der Tiefkühlabteilung zieht, lesen Sie unbedingt die Inhaltsstoffe, bevor Sie kaufen!

Sie sind immer besser dran, wenn Sie Ihre Speisen selbst zubereiten. Das bedeutet zu planen, von Grund auf zu kochen. Wenn Sie denken, Sie haben nicht die Zeit dazu, dann denken Sie noch einmal nach. Wir geben Ihnen später einige tolle Rezepte, die Sie entweder im Voraus zubereiten können oder in weniger als 30 Minuten!

Wenn Sie selbst kochen, haben Sie die totale Kontrolle über die Zutaten (Salz, Zucker usw.) und außerdem erreichen Sie einen viel besseren Geschmack als Fertiggerichte.

Auch wenn es schmerzlich ist, können wir nicht genug betonen, dass Sie keine Lebensmittel mit leeren Kalorien kaufen sollten. Dazu zählen Chips, Kekse, Bonbons etc. Sie brauchen diese Verführer nicht und Sie enthalten absolut KEINEN Nährwert – also meiden Sie sie wie die Pest!

Doch egal wie gut Sie essen, Sie brauchen auch Bewegung, um abzunehmen.

BEWEGUNG UND ABNEHMEN

Auch mit diesen "Wunder"-Diätpillen können Sie nicht abnehmen, wenn Sie nicht Ihre körperliche Aktivität steigern. Übungen in der einen oder anderen Form helfen, Kalorien zu verbrennen, die sonst in Fett und Extragewicht verwandelt werden. Deshalb müssen Sie einen effektiven Übungsplan entwickeln, der zu Ihren Fähigkeiten und Interessen passt.

Die meisten Menschen betätigen sich nicht gerne sportlich. Für sie scheint das zu viel Mühe zu sein. Ja, es ist Mühe, aber sie muss nicht langweilig sein.

Es gibt immer Möglichkeiten, sich zu bewegen, indem Sie Dinge tun, die Sie mögen.

Zunächst müssen Sie eine Aktivität wählen, die Sie mögen. Mögen Sie Rad fahren, wenn die Sonne am Himmel steht? Vielleicht entspricht Schwimmen mehr Ihrer Vorstellung von Spaß. Auch eine gute Runde Golf kann eine großartige Bewegungsform sein – aber nur wenn Sie den Golfbuggy in der Garage lassen!

Sobald Sie diese Aktivität gefunden haben, müssen Sie sie mindestens dreimal die Woche für wenigstens jeweils 30 ausüben. Je mehr Sie sich bewegen, desto mehr Kalorien verbrauchen Sie, aber Sie müssen es nicht allzu verbissen betreiben!

Beginnen Sie langsam und steigern Sie, wenn Sie sich stärker fühlen, bis Sie an dem Punkt sind, wo Sie denken, an der Leistungsgrenze zu sein. Es ist in Ordnung, intervallmäßig auszuruhen, um die inneren Batterien wieder aufzuladen, aber dann gehen Sie wieder zurück zu Ihrer Leistungsgrenze, bis die Zeit um ist.

Der ideale Übungsplan sollte irgendeine Form von Aerobic-Übungen für 30 Minuten einbeziehen. Dies könnte durch Teilnahme einer Aerobic-Klasse sein oder so etwas Einfaches wie ein Spaziergang. Dadurch muss Ihr Herz kräftig pumpen, so dass Ihr Körper die Kalorien verbrennen kann, die Sie konsumiert hatten!

Wann sollten Sie die Art Übungen machen? Ob Sie es glauben oder nicht, es gibt eine beste Zeit, Ihr Herztraining für beste Resultate zu machen.

Wir möchten Ihnen sagen, dass der wichtige Teil bezüglich Bewegung der ist, dass Sie rausgehen und es tun! Egal wann Sie trainieren, Sie werden immer Fett verbrennen, falls es ein gutes Training war. Aber um das Allerbeste herauszuholen, sollten Sie versuchen, morgens vor der ersten Mahlzeit zu trainieren.

Aerobes Training am frühen Morgen auf nüchternem Magen hat drei Vorteile gegenüber Training später am Tag.

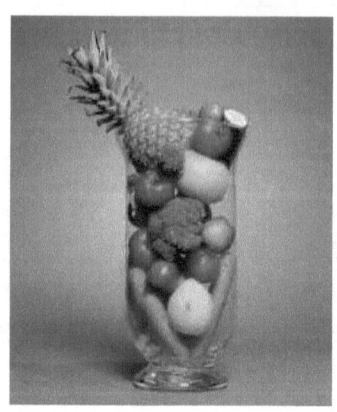

Erstens sind Ihre Werte der gespeicherten Kohlenhydrate und der Muskel niedrig, wenn Sie morgens aufstehen.

Dies liegt daran, dass Ihr Körper während der Nacht Kalorien verbrennt, die Sie am Abend zuvor verzehrt hatten, indem Energie für Körperfunktionen, die auch während des Schlafes ablaufen, zur Verfügung gestellt wird.

Das hat zur Folge, dass Sie mit niedrigeren Werten für Kohlenhydrate und Blutzucker aufwachen, was die optimale Voraussetzung ist, Fett zu verbrennen anstelle von Kohlenhydrate.

Wie geht das? Es ist eigentlich ganz einfach. Kohlenhydrate sind die Haupt- und bevorzugte Energiequelle Ihres Körpers. Wenn diese Quelle erschöpft ist, greift Ihr Körper auf die zweite Energiequelle zurück: Körperfett.

Wenn Sie Ihr Training oder Ihre Übungen nach dem Essen machen, verbrennt der Körper zuerst die Kohlenhydrate, die Sie verzehrt hatten. Es dauert also länger, um an das Fett zu kommen, das Sie verbrennen wollen.

Der zweite Vorteil des morgendlichen Trainings ist der "Nachbrenn"-Effekt. Sie verbrennen nämlich nicht nur Fett, solange Sie sich bewegen, sondern das setzt sich auch nach dem Training noch fort.

Wie?

Eine intensive Beanspruchung des Herzens kann Ihren Stoffwechsel noch Stunden danach erhöht halten. Fitnesstraining am Abend gibt Ihnen nicht diesen Stoffwechsel-Schub, denn sobald Sie schlafen, fällt der Stoffwechsel dramatisch ab. Im Schlaf ist die StoffwechselLeistung geringer als zu jeder anderen Zeit des Tages.

Der dritte Grund für Training am frühen Morgen ist ein emotional-psychischer. Ihre körpereigenen Endorphine (Hormone) sind erhöht, wenn Sie trainieren. Sie heben Ihre Stimmung und geben Ihnen ein Gefühl der Erfüllung, was wahrscheinlich den ganzen Tag über anhält.

Training ist etwas, das viele als lästige Pflicht betrachten. Wir tendieren gerne dazu, Dinge, die weniger erfreulich sind, hinauszuschieben und ganz sein zu lassen.

Wenn Sie sich aber zu Training am Morgen verpflichten, dann haben Sie es sozusagen "aus dem Weg geräumt", Sie haben Ihren Kopf frei, daran zu denken, es später noch tun zu müssen.

Das aber kann Schuldgefühle und Stress verursachen – lassen Sie das nicht zu! Außerdem ist es wahrscheinlicher, die Aktivität später am Tag ganz zu streichen, weil Sie müde sind oder sich nicht danach fühlen.

Es fällt Ihnen vielleicht schwer, aufzustehen und morgens zuerst zu trainieren. Nicht jeder ist ein „Morgenmensch". Wie also können Sie sich motivieren, dass Sie aufstehen und sich gleich bewegen?

Zuerst sollten Sie sich daran erinnern, dass Sie Ihr Gewicht verringern wollen. Sie haben ein Ziel, das Sie zu erreichen versuchen. Das sollte Ihnen immer bewusst sein. Wenn Sie sich auf Ihr Ziel konzentrieren, sollte die Motivation auch kommen.

Denken Sie an eine schwierige Aufgabe in der Vergangenheit, mit der Sie zu kämpfen hatten, aber lösten. Erinnern Sie sich, wie toll Sie sich danach gefühlt haben. Eine Herausforderung zu bestehen, gibt Ihnen einen Schub.

Wenn die Aufgabe körperlich anstrengend ist, dann ist der Schub sowohl psychisch als auch physisch. Der Grund liegt darin, dass Ihr Körper Endorphine ausschüttet.

Endorphine sind opiat-ähnliche Hormone, die Hunderte Male stärker sind als das stärkste Morphin. Außer, dass Endorphine durch SIE produziert werden, nicht in einem Labor. Endorphine erzeugen ein natürliches Hochgefühl, das Sie positiv euphorisch macht!

Sie reduzieren Stress, verbessern die Stimmung, stärken den Kreislauf und lindern Schmerzen.

Dieses "Hochgefühl" ist teilweise auch psychologischer Natur. Wenn Sie früh aufstehen und Ihr Training erledigen, spüren Sie ein Gefühl, das Ihnen einen guten Start in den Tag gibt!

Es ist ein Gefühl der Vollendung und Erfüllung, das Ihnen über den Tag erhalten bleibt. Sie fühlen sich glücklich und weniger gestresst, wenn Sie wissen, dass Sie diese schwierige Aufgabe bereits hinter sich haben und genießen, was der Tag noch zu bieten hat!

So, Sie wissen nun, dass Training wesentlich ist bei jedem Abnehmprogramm, aber welche Art von Bewegung sollten Sie tun? Welches Training ist am besten? Wir sagten bereits, dass Sie etwas wählen sollten, das Sie mögen, damit Trainieren nicht so langweilig erscheint. Aber vielleicht fragen Sie sich, ob Sie ins Fitnessstudio gehen und schwere Gewichte heben oder einfach nur Walking machen sollen.

Es gibt wirklich keine allgemein gültige Antwort auf diese Frage. Ob Sie nun wieder alte Aerobic CDs ausgraben, ein Bündel Geldscheine für ein Laufband hinlegen oder einfach nur Musik einschalten und ein paar Übungen im Wohnzimmer machen – das Wichtigste ist, dass Sie sich bewegen.

Lassen Sie uns einen Blick darauf werfen, wie viel Kalorien welche Übungen verbrennen.

Die nachfolgenden Zahlen geben die Kalorien an, die Sie bei der jeweiligen Aktivität in 30 Minuten verbrennen. Wir sollten alle danach streben, fünfmal die Woche je 30 Minuten gemäßigtes Training zu absolvieren.

Das kann auch eine Mischung aus verschiedenen Übungen sein, eben alles, was Sie etwas außer Atem bringt und Ihren Pulsschlag leicht erhöht.

Diese Tabelle zeigt keine Werte für organisiertes Training, sondern für mehr angenehme Beschäftigungen wie Spazierengehen, Walking, Tanzen oder im Garten arbeiten – Dinge, die viele von uns mögen.

ACTIVITY	CALORIES	Auto fahren	
35 Spaziergang	80	Schwimmen	
100 Seilspringen	100		
Bowling			108
Angeln	114 Golf	118 Tanzen	120
Tennis	120 Putzen	125	

Rasen mähen 125 Ski fahren	130
Aerobic 140	
Gewichte heben	140
Gärtnern 160 Rad fahren	160
Reiten	255
Basketball	258
Circuit Training	260
Roller Skating	315
Laufen	325
Rudern	378
Treppab laufen	210
Treppauf laufen	300-500
Sex	350

Fast alles ist eine fettverbrennende Aktivität – wie Sie aus der obigen Tabelle ersehen können.

Ja, selbst Sex haben, kann Kalorien kosten!

Denken Sie jedoch daran, dass die genannten Zahlen für30 Minuten Bewegung gelten!

Im Allgemeinen verbrennen Männer mehr Kalorien bei Sex als Frauen, aber wenn Sie Liebemachen in Ihre Trainingskur mit einbeziehen wollen (was wir hoffen!), dann seien Sie ein aktiver Teilnehmer – also nicht einfach hinlegen und denken, Sie verbrennen jetzt Kalorien.

DIE RICHTIGEN EINZELÜBUNGEN

Hier sind nun ein paar Vorschläge zu Übungen, die Sie zuhause machen können. Das Beste am Training zu Hause ist, dass Sie die Übungen machen können, selbst wenn Sie fern sehen. Sie müssen nicht auf Ihre Lieblingssendung verzichten, um in Form zu kommen:

- Hampelmann - 1 Minute
- Kniebeugen– 15 bis 20 Mal
- Liegestütze – So viele wie möglich
- Auf der Stelle joggen, Hacken bis zum Gesäß hoch – 1 Minute
- Knie hoch – Auf der Stelle joggen, die Knie so hoch wie möglich heben – 1 Minute
- Superman – mit dem Bauch flach auf den Boden legen, die Hände seitlich ausgestreckt. Beine und Brust für 30 Sekunden anheben – 15 bis 20 Mal
- Ausfallschritte – Füße flach auf den Boden stellen, dann abwechselnd mit einem Bein vor und zurück – 15 bis 20 Mal

- Torso Rotation – 20 Mal in jede Richtung

- Seitenbeuten – 20 Mal in jede Richtung

- Wandsitzen – Wie Kniebeuge, aber mit dem Rücken flach gegen die Wand – so lange so sitzen bleiben, wie Sie es aushalten können

Und das ist es schon! Machen Sie das jeden Tag 30 Minuten lang und spüren Sie die Fortschritte.

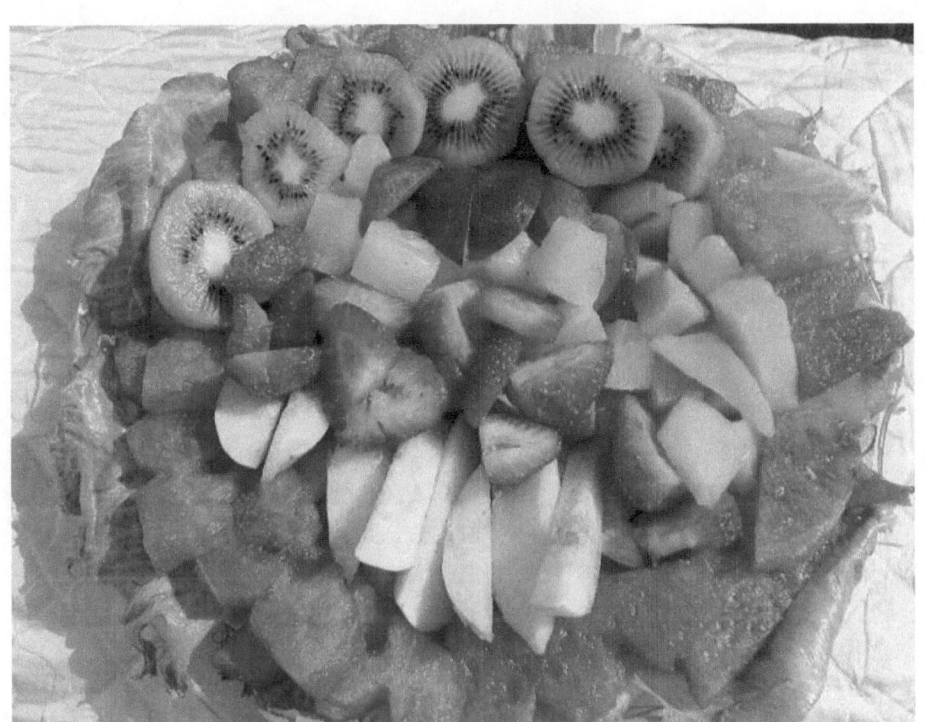

EFFEKTIVE ÜBUNGEN FÜR DEN MUSKELAUFBAU

Sie brauchen noch mehr Training? Kein Problem! Hier sind drei Übungen, mit denen Oberschenkel, Gesäß und Bauch gestrafft werden können.

- Außenschenkel Lift – Legen Sie sich auf die rechte Seite, wobei Schultern, Hüfte und Knöchel eine gerade Linie bilden. Heben Sie nun Ihr Bein langsam so hoch wie möglich, halten Sie die Position, dann wieder zurück in Ausgangsstellung. Zehn Wiederholungen, dann Seitenwechsel.

- Innenschenkel Lift – Legen Sie sich auf Ihre linke Seite, wobei Schultern, Hüfte und Knöchel eine gerade Linie bilden und Ihr rechtes Knie einen Winkel von 90 Grad macht. Heben Sie nun Ihr linkes Bein langsam so hoch wie möglich, halten Sie die Position, dann wieder zurück in Ausgangsstellung. Zehn Wiederholungen, dann Seitenwechsel.

- Bauchbeugen – Legen Sie sich auf den Rücken, die Füße flach auf dem Boden, so dass die Knie angewinkelt sind. Die Hände sind hinter dem Kopf. Heben Sie langsam Schultern und Oberkörper, kurze Pause, dann zurück in Ausgangsposition. Zehn Wiederholungen.

Das sind Muskelübungen, die auf Problemzonen abzielen. Ein Problem, das viele Frauen haben, ist Cellulite im Oberschenkel- und anderen Bereichen.

Die folgenden Übungen helfen dagegen.

ÜBUNGEN GEGEN CELLULITE

Sie liegen auf der Seite. Machen Sie 10 Wiederholungen von jeder der folgenden Übungen:

- Ziehen Sie Ihre Knie in Richtung Hüften, bis sie einen 90 Grad Winkel bilden. Strecken Sie das obere Bein vor sich aus, wobei Sie die 90 Grad beibehalten. Heben Sie das Bein langsam bis ca. 1 Meter in die Höhe und senken Sie es wieder.

- Strecken Sie beide Beine, so dass Ihr Körper eine gerade Linie bildet. Neigen Sie Ihre Hüfte leicht vorwärts. Heben Sie Ihr oberes Bein etwa einen Meter hoch und senken Sie es wieder.

- Legen Sie das obere Bein vor sich auf den Boden. Bewegen Sie das untere Bein leicht nach vorn und heben Sie es 15-30 cm in die Höhe und senken Sie es wieder.

- Wiederholen Sie alle drei Übungen auf der anderen Seite.

Machen Sie auf Ihren Ellbogen und Knien 10 Wiederholungen der folgenden Übungen:

- Strecken Sie ein Bein nach hinten aus und setzen Sie die Zehen auf den Boden. Dann heben Sie das Bein Richtung Decke und senken es wieder. Wechseln sie das Bein.

- Heben Sie ein Knie vom Boden an. Strecken Sie die Hacke zurück und hoch, so dass das Bein Richtung Zimmerdecke zeigt und ziehen Sie dann das Knie wieder zu sich ein. Wechseln Sie das Bein.

In stehender Position machen Sie 10 Wiederholungen der folgenden Übungen:

- Stellen Sie die Füße zusammen. Machen Sie einen Ausfallschritt nach vorn. Berühren Sie den Boden mit der entgegengesetzten Hand. Zurück in Ausgangsposition. Wechsel auf das andere Bein.

- Stellen Sie einen Fuß auf eine Stufe oder einen Gegenstand, der ca. 30-40 cm hoch ist. Steigen Sie mit dem anderen Fuß langsam auch auf die Stufe und wieder herunter. Wechseln Sie das Bein.

Sie können die Intensität des Trainings steigern, indem sie die Übungen mehr als einmal durchführen oder mehr Wiederholungen machen.

TÄGLICHE BEWEGUNG FÜRS ABNEHMEN

Übungen sind gut für Ihr Trainingsprogramm, weil sie lasche Muskeln stärken und gleichzeitig Fett verbrennen.
Aber noch besser zur Fettvernichtung sind aerobe Übungen. Eine großartige Möglichkeit für aerobes Training ist Gehen.

Walking ist die einfachste und effektivste Übung, die wir in unserem Trainingsprogramm anwenden können. Aber Sie müssen mehr wissen, als einen Fuß vor den anderen zu setzen, um das meiste herauszuholen.

Zuerst müssen Sie die Zeit steigern, die Sie fürs Gehen aufwenden wegen der Art und Weise, wie der Körper Fettreserven gegenüber anderen Reserven auflöst. Wir haben gesagt, dass 30 Minuten Training gut ist für die Fettverbrennung, aber beim Walking müssen Sie es auf 45 Minuten steigern, idealerweise sogar auf eine Stunde.

Möglicherweise ist es Ihnen nicht möglich, eine Stunde Walking in Ihrem vollen Terminkalender unterzubringen, aber versuchen Sie ein paar Tage mit 30 Minuten und ein paar Tage mit einer vollen Stunde. Abwechselnd am besten. Zum Beispiel Montag eine Stunde, Dienstag 30 Minuten usw.

Wenn Sie nur 30 Minuten Zeit haben, dann können Sie die Geschwindigkeit etwas erhöhen. Nur Spazierengehen gibt Ihnen nicht das sauerstoffreiche Training, das Ihr Körper braucht, also legen Sie einen Zahn zu. Aber nicht übertreiben. Wenn Sie sich beim Walking nicht mehr unterhalten können (walk & talk), überanstrengen Sie sich und sollten sich etwas bremsen.

Sie können auch Gewichte tragen, wenn Sie walken. Das können normale einfache Gewichte sein oder Sie gehen in Ihre Speisekammer und holen zwei Konservendosen heraus!

Halten Sie sie in den Händen beim Walking und bewegen Sie die Arme vor und zurück beim Schreiten. Die zusätzlichen Gewichte bringen auch Ihre Arme in Form – ein zusätzlicher Vorteil!

Wenn Sie draußen unterwegs sind, vielleicht in Ihrer Nachbarschaft, bringen Sie einen Walkman oder iPod mit und spielen Sie flotte Musik. Das ist nicht nur unterhaltsam, es hält Sie auch in Schwung!

Und denken Sie daran, dass alles gehen zählt, auch während beim Einkauf im Einkaufszentrum!

ANDERE ÜBUNGSFORMEN

Es gibt viele Möglichkeiten, Übungen in Ihr Leben einzubinden.

Überall und bei allen Gelegenheiten können Sie trainieren.

Mit Kindern zu spielen, ist beispielsweise solch eine tolle Möglichkeit. Wenn Sie zu Boden gehen und „Pferdchen" spielen, geben Sie sich eine Menge Training – und für die Kinder ist es ein Riesenspaß!

Kicken Sie einen Ball im Hinterhof herum und jagen Sie ihm hinterher! Hüpfen Sie auf einem Trampolin oder spielen Sie einfach Fangen! Solche Aktivitäten bringen Ihnen nicht nur physische Vorteile, sondern erinnern Sie auch an die Freuden der Kindheit und zaubern ein echtes Lächeln auf Ihr Gesicht!

Bei der Arbeit nehmen Sie die Treppe statt des Aufzugs. Parken Sie auf einem Parkplatz oder in einem Parkhaus so weit weg vom Ausgang wie möglich, damit Sie weiter gehen müssen.

Nutzen Sie Ihre Fantasie und Sie finden fast überall Möglichkeiten zu trainieren!

Viele Leute lieben es, in ein Fitness-Studio zu gehen und sich mit schwitzenden Menschen zu umgeben, die Gewichte stemmen. Wenn Sie das unbedingt mögen, dann tun Sie es.

Krafttraining bietet die Möglichkeit, Ihren Körper zu formen, indem Sie die Muskeln härter arbeiten lassen, als sie es normalerweise gewohnt sind.

Wir empfehlen aber, dass Sie sich Rat holen von jemand, der im Fitnessstudio arbeitet, wie z.B. ein Trainer oder der Inhaber, um Ihnen Übungen zum Beginnen zu geben. Sie sind Experten auf ihrem Gebiet und wissen, was geht, wenn jemand gerade erst mit Krafttraining begonnen hat. Sie können Sie auch führen, wenn es für Sie Zeit ist zu steigern.

Aerobic Klassen sind auch eine sehr gute Methode, ein tolles Training zu erhalten. Sie finden solche Angebote in vielen, vielen Orten, aber meistens in Fitness-Studios und Turnhallen. Diese Kurse kosten Geld, aber sie mögen es durchaus wert sein wegen der Kameradschaft, die sich zu anderen schwitzenden Menschen entwickelt!

Wir empfehlen auch dringend Wasser-Aerobic. Sich im Wasser bewegen hat so viele Vorzüge. Sie haben weniger Belastungen in den Gelenken und der natürliche Wasserwiderstand bearbeitet Ihre Muskeln besser als jeder Kurs an Land.

Wasser-Aerobic kann von einfach jedem gemacht werden – jung und alt gleichermaßen. Es ist eine gute Möglichkeit, das Training zu intensivieren und zudem haben Sie nicht das Problem des exzessiven Schwitzens, das die meisten von uns hassen!

Sie kommen prima in Form und es macht außerdem Spaß.

Viele Leute – die Hollywood Elite eingeschlossen – befürworten die Pilates-Methode als sehr effektive Abnehmmethode. Sie wurde schon im frühen 20. Jahrhundert entwickelt, ist aber erst jetzt weltweit populär geworden.

Pilates ist mehr als ein Übungen-Programm, es basiert vielmehr auf vielen verschiedenen Anschauungen und enthält Elemente aus Yoga, Akrobatik, Stretching und anderen. Außerdem konzentriert sich die Pilates-Methode auch sehr auf den Geist als Trainingswerkzeug.

Wir können Ihnen hier nicht explizit erklären, wie Pilates funktioniert, weil es eine sehr ganzheitliche Methode ist. Das ist ein Thema für ein separates Buch!

Es gibt viele Infos und Hilfen, wenn Sie glauben, dass dieses Programm das richtige für Sie ist. Schauen Sie im Internet nach Webseiten, Videos und Kursen in Ihrer Umgebung. Sobald Sie die Grundzüge gelernt haben, können Sie sie zuhause selbst durchführen!

Nun wissen wir Bescheid über Übungen zum Abnehmen, aber lassen Sie uns nun zurückkehren zu der wichtigsten Hürde – der Nahrung!

LERNEN SIE KALORIEN ZU ZÄHLEN

Viele denken, wenn sie beschlossen haben abzunehmen, müssen sie jede einzelne Kalorie zählen, die über ihre Lippen geht. Das ist absolut nicht notwendig. In der Tat, das wird schnell langweilig und ist mit ein Grund aufzugeben.

Aber wie wissen Sie, wie viele Kalorien Sie im Laufe eines Tages zu sich genommen haben? Schätzen! Zählen Sie Portionen statt einzelne Kalorien. So funktioniert effektive Mahlzeitenplanung!

Wenn Sie ungefähr wissen, wie viele Kalorien eine Brotscheibe und 50 Gramm Thunfisch haben, dann haben Sie auch eine generelle Vorstellung wie viele Kalorien Sie konsumieren, wenn Sie ein Thunfisch-Sandwich essen.

Wenn Sie darauf bestehen, alle Kalorien zu verfolgen, dann müssen Sie fleißig Etiketten lesen und nur die Portionen essen, die diese vorgeben. Außerdem müssen Sie immer ein Notizbuch bei sich haben, um zu notieren, was Sie gegessen haben, damit Sie den Kalorienwert ermitteln können...

Eine viel leichtere Methode ist dagegen eine Tabellenkalkulation, die Ihre geplanten Mahlzeiten mit dem dazu gehörigen Kalorienwert enthält. Stellen Sie sicher, dass Sie auch andere Einzelheiten berücksichtigen wie Proteingehalt, Kohlenhydrate und Grammangaben von Fett. Drucken Sie es dann aus und hängen Sie es an den Kühlschrank für Ihre Motivation.

Fast alle abgepackten Lebensmittel enthalten Informationen über den Kaloriengehalt, was aber ist mit Obst und Gemüse, das Sie verzehren? Vielleicht sollten wir Ihnen eine Vorstellung geben:

Lebensmittel	Portion	Kalorien
Apfel	1 mittelgroß	125
Ananas	1 Tasse	75
Avocado	1	305
Banane	1	105
Birne	1	100

Bratkartoffeln	1	220
Broccoli	1 Tasse	45
Brombeeren	1 Tasse	75
Ei, gebraten	1 Ei	90
Ei, hart gekocht	1 Ei	75
Erdbeeren	1 Becher	45

Erdnüsse, gesalzen	1 Tasse	71
Flunder, gebacken	100 g	130
Grapefruit	½ Frucht	40
Gurke	6 Scheiben	5
Heilbutt, gebraten	100 g	150
Hühnerbrust, gebraten	100 g	140
Hühnerbrust, frittiert	100 g	280
Karotten	1	30
Kirschen	10	50
Kohl	1 Tasse	30
Kopfsalat	1 Tasse	5
Krabben	1 Tasse	135

Lachs, geräuchert	100 g	160
Lammkotelett, gebraten	100 g	260
Lammbein, gebraten	100 g	230
Mais	1 Kolben	85
Mandarine	1	35
Nektarine	1	65
Okra, gekocht	8 Schoten	25
Omelette	1 Ei	100
Orange	1	60

Paprika, grün/rot	1	15
Pfirsich	1	35
Pilze	1 Tasse	20
Pistazien	30 g	165
Pute, gebraten	1 Tasse	240
Rind, Filet Steak	100 g	260
Rind, Hackfleisch, gebraten	100 g	250
Rind, Roast Beef, mager	100 g	220
Rosinen	1 Tasse	435

Schweinekotelett, gebraten	100 g	180
Schweinekotelett, frittiert	100 g	370
Schweinerippchen, gebraten	100 g	300
Schweineschinken, gebraten	100 g	270
Schweinespeck	3 Scheiben	110
Sellerie	1 Stengel	5
Spargel	4 Triebe	15
Spinat	1 Schale	10
Süßkartoffel, gebacken	1	115
Tomate	1	25
Walnüsse	1 Tasse	770
Wassermelone	½ Melone	95
Wurst, Schwein	1 Ring	50

Natürlich ist das nur eine unvollständige Liste für den Anfang. Wie Sie sehen können, sind Obst und Gemüse relativ kalorienarm und können helfen, sich satt zu fühlen, ohne viele Kalorien zu verzehren.

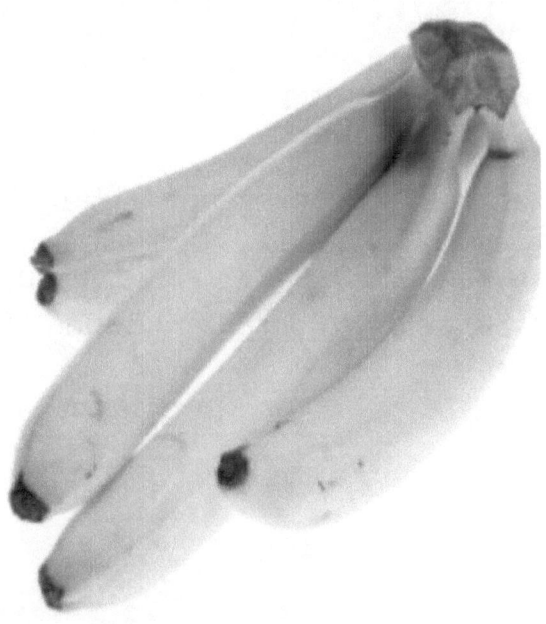

Sie müssen weniger Kalorien zu sich nehmen, als Sie verbrennen, um Gewicht zu verlieren. Bedenken Sie das immer, wenn Sie Ihre Mahlzeiten planen.

Und wir können es nicht oft genug betonen: Lesen Sie die Etiketten und beachten Sie die Portionsgrößen! Auf diese Weise haben Sie eine bessere Idee, was Sie essen.

Wir haben Ihnen einige großartige kalorienarme Rezepte versprochen – hier sind sie nun!

LECKERE DIÄT REZEPTE

Wie der Titel dieses Ebooks sagt – Sie können abnehmen ohne zu hungern. Wir haben Ihnen alle Tipps gegeben, dies selbst zu erreichen. Jetzt geben wir Ihnen noch tolle Rezepte, die Sie selbst zubereiten können, die diätfreundlich und auch lecker sind!

Frühstück

Beim Frühstück können Sie sich immer über alle frischen Früchte hermachen, die Sie wünschen, aber manchmal gelüstet es einen doch nach etwas Kräftigerem.

Sie KÖNNEN ein herzhaftes Frühstück essen, wenn Sie auf Diät sind. Betrachten wir einige dieser tollen Rezepte!

Eiweiß-Omelette mit Gemüse-Cheddar-Füllung

3 große Eiweiß
1 Teelöffel Wasser
2 Teelöffel frisch gehackter Dill (wahlweise)
1/8 Teelöffel Salz
1/8 Teelöffel frisch gemahlener Pfeffer
1/2 Tasse locker gepackter, dünn geschnittener frischer Spinat

1 Fleischtomate, gehackt
2 Teelöffel geriebener fettfreier Cheddar Käse
Speiseöl

1. Schlagen Sie Eiweiß, Wasser, Dill (falls gewünscht), Salz und Pfeffer zusammen in einer mittelgroßen Schüssel, bis sich weiche Spitzen bilden. Geben Sie Spinat, Tomate und Cheddarkäse in eine kleine Schüssel.

2. Geben Sie ein wenig Speiseöl in eine Omelette-Pfanne und erhitzen Sie es 1 Minute auf mittlerer Hitze. Gießen Sie das Ei-Gemisch in die Pfanne und kochen Sie es, bis es beginnt, sich am Boden festzusetzen.

3. Verteilen Sie die Füllung auf der einen Hälfte des Omelettes, lassen Sie dabei einen Zentimeter Rand frei und behalten Sie einen Esslöffel zum Garnieren zurück. Falten Sie die freie Hälfte über die garnierte und braten sie das Ganze 2 Minuten lang. Servieren Sie dann das Omelette auf einem Teller, garniert mit der restlichen Füllung.

Portion gut für 1 Person

Pikanter Cheddar-Spargel Quiche

1 Esslöffel Paniermehl
200 g Kartoffeln, geschält und sehr dünn geschnitten
2 Teelöffel Olivenöl
1 Pfund Spargel, geschält

1/2 Teelöffel Salt, geteilt
3/4 Tasse geriebener, fettreduzierter, scharfer Cheddar
3 Frühlingszwiebel, geschnitten
1 Dose (340 g) fettfreie Kondensmilch
2 große Eier
2 große Eiweiße
2 Teelöffel Butter, geschmolzen
1 Teelöffel Senfpulver
1/4 Teelöffel frisch gemahlener Pfeffer

1. Erhitzen Sie den Ofen auf 200°C. Bestreichen Sie ein Backblech dünn mit Speiseöl und bestreuen Sie es mit Paniermehl. In der Mitte beginnend legen Sie die Kartoffelscheiben leicht überlappend kreisförmig aus. Bepinseln Sie es leicht mit Olivenöl und drücken Sie alles leicht an. Backen Sie 10 Minuten.

2. Legen Sie 8 bis 12 Spargelstangen separat. Schneiden Sie den Rest in 2-cm-Stücke.

3. Bestreuen Sie die Kruste mit einem ¼ Teelöffel Salz und einer ¼ Tasse Cheddar. Legen Sie darüber die Spargelstücke, dann streuen Sie die Zwiebeln und wieder eine ¼ Tasse Cheddar drauf. Zum Abschluss legen Sie die ganzen Spargelstangen oben drauf.

4. Mixen Sie Kondensmilch, Eier, Eiweiße, Butter, Senf, Pfeffer und den restlichen viertel Teelöffel Salz in einer mittelgroßen Schüssel. Gießen Sie es auf das Backblech und bestreuen Sie das Ganze mit dem restlichen Cheddar. Backen Sie alles ca. 35 Minuten.

5. Schneiden Sie 6 Stücke. Eine Portion ist ein Stück

Schneller Französischer Toast

1 großes Ei
1/2 Teelöffel Vanille Extrakt
1/4 Teelöffel Zimt
1 Päckchen Süßstoff
1 Esslöffel Magermilch
1 Scheibe Brot

1.   Geben Sie alle Zutaten außer dem Brot in einen Mixer und mixen Sie gründlich durch.

2.   Gießen Sie das Eigemisch in eine flache Schale. Tauchen Sie das Brot mit beiden Seiten hinein.

3.   Etwas Speiseöl in eine beschichtete Pfanne und bei mittlerer Hitze erhitzen. Legen Sie das Brot in die Pfanne und gießen Sie das Ei-Mischung über das Brot. Kochen, bis die Unterseite braun wird, dann umdrehen und andere Seite anbräunen.

Goldene Pfankuchen

1 Tasse ungekochte Vollkorn-Haferflocken
6 Eiweiße

1 Tasse fettfreier Hüttenkäse
¼ Teelöffel Vanille-Extrakt
¼ Teelöffel Zimtpulver
2 Päckchen Zuckerersatz
½ Tasse zuckerfreier Ahornsirup
¼ Tasse gemischte Beeren

1. Etwas Speiseöl in eine beschichtete Pfanne und auf mittlere Hitze stellen.

2. Haferflocken, Eiweiße, Hüttenkäse, Vanille, Zimt und Süßstoff in Mixer geben. Bei mittlerer Geschwindigkeit ca. 1 Minute durchrühren.

3. Jeweils ca. ¼ Tasse des Teigs in die heiße Pfanne geben. Backen bis es oben blasig und am Rand trocken wird – etwa 3 Minuten. Umdrehen und die andere Seite backen, bis sie goldbraun ist – etwa weitere 2 Minuten.

4. Während dessen den Ahornsirup in der Mikrowelle für ca. 20 Sekonden erhitzen.

5. Die Pfannkuchen auf Teller mit dem warmen Ahornsirup und der Beerenmischung servieren.

Putenspeck Quiche

6 Streifen magerer Putenspeck

3 Vollkorn-Tortillas
3 ganze Eier
8 Eiweiße (oder 1 Tasse Ei-Ersatz)
½ Tasse Magermilch
½ Tasse fettarmer Sauerrahm
¾ fettreduzierter geriebener Cheddar Käse
1 Tasse Broccoli-Röschen

1. Heizen Sie den Ofen auf 180°C vor.

2. Backen die den Putenspeck gemäß den Anweisungen auf der Packung. Dann zum Abkühlen auf die Seite stellen.

3. Bestreichen Sie ein Backblech dünn mit Speiseöl. Legen Sie 2 Tortillas übereinander und schneiden Sie die dritte in Streifen, um einen Rand zu bilden.

4. Schlagen Sie die ganzen Eier und die Eiweiße in einer großen Schüssel mit einer Gabel oder einem Rührer, bis sie gut durchmischt sind. Geben Sie die Magermilch und den Sauerrahm dazu.

5. Schneiden Sie den gebackenen Putenspeck in mundgerechte Stücke.

6. Fügen Sie Putenspeck, Käse, und Broccoli der EiMixtur hinzu und verrühren Sie alles sorgfältig.

7. Gießen Sie das Gemisch auf die Tortillas und backen Sie es ca. 50 Minuten. Durch Klopfen auf den Backblechrand erkennen Sie, ob die Füllung fertig ist (wenn Sie feucht, aber nicht mehr flüssig ist).

8. Vor dem Schneiden 10 Minuten abkühlen.

Vollkorn Toast oder englische Muffins eignen sich auch gut, ebenso wie fettarmer oder fettfreier Jogurt. Beachten Sie die Portionsgrößen, wie zuvor besprochen.

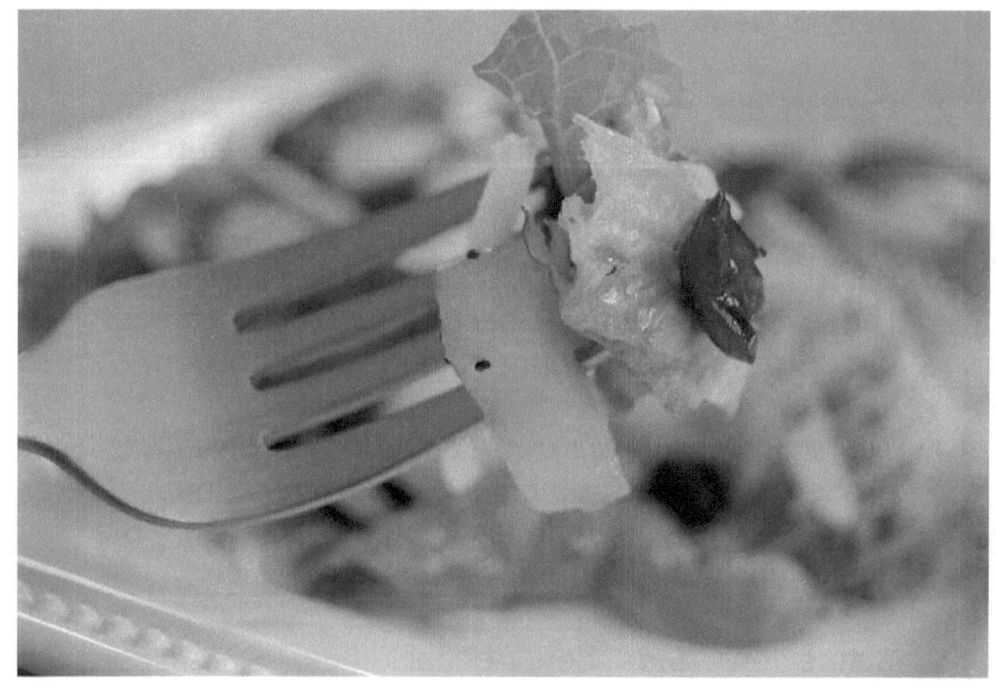

Mittagessen

Traditionell erfolgt die Hauptmahlzeit in der Mitte des Tages. Da Sie versuchen abzunehmen, ohne zu hungern, empfehlen Ernährungsexperten aber kleinere Mahlzeiten.

Natürlich dürfen Sie Sandwiches haben – aus Vollkorn natürlich! Stellen Sie aber sicher, dass das, was Sie zwischen die zwei Scheiben legen, mager und diätfreundlich ist.

Thunfisch ist z.B. großartig und sättigend, auch mit magerem Roast Beef, fettfreiem Käse und Hühnchensalat lassen sich gute Sandwiches machen.

Sie können auch traditionellen Salat wählen. Sorgen Sie aber dafür, dass Sie ihn nicht mit etwas anmachen, das Ihre Abnehmbemühungen sabotiert. Das heißt, kein Käse (außer er ist fettfrei oder fettarm), Speckstücke, Croutons, oder Kichererbsen – und kein Dressing außer light. Versuchen Sie stattdessen Zitronensaft. Das ist erfrischend und lecker!

Aber es gibt auch andere, deftigere Mahlzeiten, die Sie während des Tages essen können. Probieren Sie einige dieser Rezeptvorschläge:

Kühler Taco Salat

½ mageres Rinderhackfleisch
1 Esslöffel Wasser
2 Teelöffel Taco Gewürzmix, geteilt
2 Vollkorn-Pitas
2 Esslöffel fettreduzierter Cremekäse, Raumtemperatur
2 Esslöffel fettfreier Sauerrahm

2 Esslöffel Salsa
1 Tasse zerhackter Kopfsalat
1 Tomate, in Würfel geschnitten
¼ Tasse fettreduzierter Cheddar Käse

1. Heizen Sie den Ofen auf 200°C vor.

2. In einer mittleren Pfanne bräunen Sie das Hackfleisch bei mittlerer Hitze. Gießen Sie das Fett ab. Geben Sie Wasser hinzu und einen Teelöffel Taco Gewürz; kochen Sie alles 3 Minuten. Dann nehmen Sie es von der Hitze und lassen es etwas abkühlen.

3. Schneiden Sie jede Pita in 8 Keile und legen Sie sie auf das Backblech. 7 Minuten backen oder bis sie leicht braun sind.

4. Während das Hackfleisch abkühlt, mischen Sie gut die restliche Taco Würze, den Cremekäse, den Sauerrahm und das Salsa in einer kleinen Schüssel. Verteilen Sie die Mischung auf zwei kleine Teller.

5. Geben Sie mit einem Löffel das Rinderhack auf die Sauerrahmmischung und toppen Sie das Ganze mit Kopfsalat, Tomate und Käse.

6. Legen Sie gebackene Pitakeile auf jeden Teller.

Gut für 2 Portionen

Hühnchen Pita Pizza

1 Vollkorn Pita
¼ Tasse fettarme Pizza Sauce
1 Portion gekochte Hühnerbrust, in Scheiben
¼ rote Paprika, geschnitten
¼ gelbe Paprika, geschnitten
¼ kleine Zucchini, geschnitten
¼ fettreduzierter, geriebener Mozzarella Käse

1. Ofen vorheizen auf 220°C.

2. Pita auf Backblech legen. Pizzasoße mit Löffel gleichmäßig auf Pita auftragen. Darauf geschnittene Hähnchenbrust, Paprika, Zucchini und Käse.

3. 10-12 Minuten backen oder bis der Käse geschmolzen und die Pizza durcherhitzt ist.

4. Aufschneiden und essen!

Eiersalat Sandwich

4 hartgekochte Eier
1 Esslöffel fettfreies Salatdressing (Miracle Whip)
1 Esslöffel Senf
½ Stängel Sellerie, geschnitten
¼ rote Paprika, geschnitten
1 Esslöffel Gurkengewürz
1 Esslöffel frische Petersilie
1 Scheibe Vollkornbrot
1 Blatt Kopfsalat
¼ Avocado, geschnitten

1. Schneiden Sie ein hartgekochtes Ei, trennen Sie das Eigelb von den drei anderen Eiern und schneiden Sie auch hier das Eiweiß.

2. Geben Sie alle Zutaten außer Brot, Kopfsalatblatt und Avocado in eine Schüssel und mixen Sie durch.

3. Toasten Sie das Brot und belegen Sie es mit dem Salatblatt, dem Eiersalat und der Avocado.

Gut für 1 Portion

Orientalischer Hühnchensalat

4 Portionen gekochtes Hühnerfleisch (ca. 1 Pfund) in mundgerechten Stücken 1 Beutel Krautsalat
4 gehackte grüne Zwiebeln
2 Esslöffel Sesamöl light
1/3 Tasse Reisessig
¼ Tasse Sojasoße light
½ Esslöffel gemahlener Ingwer
1 Tasse knusprige Chow Mein Nudeln

1. Hühnerfleisch, Krautsalat und Zwiebeln in einer großen Schüssel mischen.

2. In einer kleinen Schüssel Sesamöl, Reisessig, Sojasoße und Ingwer mixen. Das Ganze über die Hühnerfleisch-Mischung gießen und durchrühren.

3. In 4 Portionen aufteilen und Chow Mein Nudeln dazugeben.

Gut für 4 Portionen

Hochgebackene Kartoffel

1 mittlere Russet Kartoffel
2 Esslöffel fettfreie Hühnerbrühe
¼ Tasse fettarmer Hüttenkäse
¼ Tasse gehacktes Hähnchenfleisch
¼ Tasse gekochter Broccoli
¼ Tasse Salsa
1 Esslöffel gehackter Koriander

1. Löchern Sie die Kartoffel mehrere Male mit einer Gabel. Legen Sie sie in die Mikrowelle und garen sie 5 bis 8 Minuten auf höchster Stufe, bis sie weich ist. Warten Sie eine Minute.

2. Schneiden Sie mit einem Messer ein "X" in das obere Kartoffelende. Drücken Sie die Seiten vorsichtig, um die Kartoffel zu öffnen und gießen Sie die Hühnerbrühe in die Öffnung.

3. Geben Sie darauf anschließend Hüttenkäse, Hühnchen, Broccoli und Salsa. Kartoffel wieder in Mikrowelle und 30 Sekunden oder länger auf höchster Stufe kochen.

4. Zum Schluss oben mit Koriander bestreuen.

Abendessen

Viele Menschen halten das Abendessen für die wichtigste Mahlzeit des Tages. Und in gewisser Hinsicht haben Sie recht. Abendessen ist die Zeit, wo Familien zusammenkommen, über ihre Tageserlebnisse sprechen und Gemeinschaft pflegen.

Nur weil Sie versuchen, Gewicht zu reduzieren, heißt das nicht, dass Sie zur Abendessenszeit Opfer bringen müssen. Tatsächlich wollen wir Ihnen einige Rezepte nennen, die Ihre Familie auch sehr mögen wird, ohne zu wissen, dass sie Teil Ihrer Diät ist!

Spaghetti und Fleischbällchen

1 ½ Pfund mageres Putenhackfleisch
2 Eiweiße
½ Tasse Paniermehl
¼ l Wasser
½ fein gehackte Zwiebel
2 gehackte Knoblauchzehen
¼ Tasse Petersilie
2 Teelöffel getrocknetes Basilikum
1 Teelöffel gemahlener schwarzer Pfeffer
3 Tassen fettarme Marinara Pasta Soße
300 g Spaghetti
¼ Tasse fettreduzierter Parmesankäse

1. Ofen vorheizen

2. In eine große Rührschüssel kommen Pute, Eiweiß, Paniermehl, Wasser, Zwiebel, Knoblauch, Petersilie, Basilikum und Pfeffer. Gut durchmischen und kleine Fleischbällchen formen (ca. 3-4 cm Durchmesser).

3. Die Fleischbällchen auf Backblech legen und 10-12 Minuten backen, gelegentlich wenden, bis sie gleichmäßig braun sind.

4. Fleischbällchen und Soße in großen Topf geben und bei niedriger Temperatur ca. 20 Minuten köcheln.

5. Während dessen die Spaghetti nach Anweisung auf der Verpackung zubereiten.

6. Zum Essen mit Parmesankäse servieren.

Gut für 6 Portionen

Hackbraten Hausmacher Art

1 ½ Pfund mageres Putenhackfleisch
1 gehackte Zwiebel
4 Eiweiße
1 Tasse Salsa
¾ Haferflocken, ungekocht
1 Packung Gemüsesuppenmix

¼ Teelöffel gemahlener schwarzer Pfeffer
½ Tasse Ketchup
6 Portionen rote Kartoffeln
2 Pfund grüne Bohnen
¾ Tasse Magermilch
2 Esslöffel Butter

1. Ofen auf 180°C vorheizen.

2. In großer Rührschüssel Pute, Zwiebel, Eiweiße, Salsa, Haferflocken, Suppenmix und Pfeffer mischen. Diese Mischung in eine rechteckige Backform geben und oben drauf Ketchup verteilen. Solange im Ofen backen, bis es in der Mitte nicht mehr rosa ist – etwa 60 Minuten.

3. Etwa 25 Minuten, nachdem der Hackbraten in den Ofen kam, die Kartoffeln in ca. 2 cm große Stücke schneiden. In einen großen Topf geben und mit Wasser bedecken. Auf großer Hitze kochen. Reduzieren Sie dann die Hitze auf Medium und weiter köcheln, bis sie weich sind – etwa 20 Minuten.

4. Schneiden Sie die Stile von den Bohnen ab und geben Sie die Bohnen in einen großen Topf mit ca. 2 cm Wasser. Reduzieren Sie die Hitze und lassen Sie 6-8 Minuten ohne Deckel köcheln, bis sie knusprig-zart sind. Wasser abgießen.

5. Holen Sie den Hackbraten aus dem Ofen und warten Sie 5 Minuten, bevor Sie ihn aufschneiden.

6. Gießen Sie das Wasser im Topf mit den Kartoffeln ab. Zerdrücken Sie sie, während Sie gleichzeitig etwas Magermilch dazu geben. Fügen Sie schließlich Butter

hinzu und pürieren Sie alles kräftig, bis es leicht und locker ist.

Hühnchen-Gemüse pfannengerührt

1 Esslöffel Sesamöl
1 Esslöffel gehackter Knoblauch
1 Esslöffel gehackter Ingwer
1 Esslöffel gehackte Frühlingszwickeln
1 Pfund Hühnchenbrust, ohne Knochen und Haut, in Streifen geschnitten
1 Tasse Broccoli Spitzen
1 Tasse Möhren, gestiftelt
1/2 Pfund grüne Bohnen, geschnitten
1/2 Tasse roter Paprika, gestiftelt
1 Tasse Champignongs, geviertelt
3 Köpfe Baby Bok Choy, gehackt
Teriyaki-Sauce mit niedrigem Natriumgehalt

1. Erhitzen Sie das Öl in einer Wok-Pfanne auf großer Hitze.

2. Fügen Sie Knoblauch, Ingwer, Zwiebeln hinzu. Kochen bis es aromatisch riecht, etwa 2 Minuten.

3. Geben Sie nun die Hühnerbrust dazu. Anbraten, bis die Ränder braun werden, ca. 3 bis 4 Minuten.

4. Nun kommen Broccoli, Karotten und grüne Bohnen in die Wok. Ungefähr 5-8 Minuten kochen, bis Gemüse zart wird.

5. Anschließend Paprika, Champignons, Bok Choy und Teriyaki-Sauce in die Wok, weitere 5 bis 8 Minuten kochen oder bis Hühnerfleisch durchgekocht und Gemüse nach Ihrem Geschmack ist.

6. Abschmecken, ggfs. Nachwürzen. Sofort servieren.

Gebratener Reis mit Hühnchen und Gemüse

2 Tassen gekochter brauner Reis
1 Packung (500 g) gemischtes Gemüse (aller Art)
1 Packung Hühnerbrut, aufgeschnitten
3 Esslöffel Sojasoße
2 Eier (1 ganzes, 1 Eiweiß geschlagen)
Speiseöl

1.   Kochen Sie den braunen Reis nach den Anweisungen auf der Packung und tun Sie ihn beiseite.

2.   Kochen Sie die Hühnerbrust bis sie fertig ist und tun Sie sie beiseite.

3.   Kochen Sie die geschlagenen Eier (Omelette-Stil) und tun Sie sie beiseite.

4.   Kochen Sie das Mischgemüse nach den Anweisungen auf der Packung.

5.   Benetzen Sie eine große Pfanne sparsam mit Speiseöl, geben Sie Hühnerfleisch, Eier und Gemüse hinein. Kochen und rühren, bis es gut durch erhitzt ist.

6.   Geben Sie bis zu 3 Esslöffel (je nach Geschmack) Sojasoße in die Pfanne. 10 Minuten kochen lassen.

Beef Stroganoff

1 Pfund top Roast Beef
200 g fettfreier Sauerrahm
1-2 Esslöffel Rindfleischpulver oder -granulat
1 Esslöffel Mehl
Vollkornnudeln
Gemüse optional. Empfohlen: Pilze, Broccoli.

1. Schneiden Sie Ihr Rindfleisch in Würfel oder Streifen.

2. Geben Sie es dann in eine sparsam eingeölte Pfanne. Braten, bis Fleisch leicht braun wird (10-15Minuten).

3. Während dessen mischen Sie Sauerrahm, Mehl, und Rindfleischpulver (sieht hellbraun aus).

4. Sobald das Rindfleisch leicht braun ist, gießen Sie den Sauerrahm-Mix darüber. Unter rühren 8-10 Minuten kochen.

5. Während dessen Wasser erhitzen und die Nudeln darin kochen.

6. Wenn alles fertig ist, servieren Sie die Nudeln auf Tellern mit Fleisch und Soße darüber.

Jambalaya (scharf gewürztes Eintopfgericht)

1/2 Tasse gehackter Sellerie
1/2 Tasse gewürfelte Zwiebeln
1/2 Tasse gewürfelter grüner Paprika
1.5 Tassen fettfreie Schinkenwürfel
1.5 Tassen gekochte Hühnerbrust, ohne Knochen und Haut, in Würfel geschnitten 1/2 Tasse Hühnerbrühe
1 Dose Tomatenwürfel (nicht entwässert) oder 2 mittelgroße frische Tomaten, in Würfel geschnitten
1 Esslöffel scharfe Soße/Würze
1-2 Teelöffel Cajun-Gewürz
1-2 Teelöffel getrockneter Jalapeño Paprika (Jalapena)
1/2 Tasse brauner Reis (ungekocht)

1. In einem Antihaft- (oder mit wenig Speiseöl benetzten) Topf Sellerie, Zwiebel und grünen Paprika anbraten, bis die Zwiebeln gar sind.

2. Hühnerbrühe, Tomaten, Fleisch und Gewürze hinzugeben.

3. 5 Minuten aufkochen, häufig umrühren.

4. Den Reis dazugeben und 15 Minuten unter häufigem Rühren köcheln lassen, bis der Reis gekocht und die gewünschte Konsistenz erreicht ist.

Hühnernudelsuppe

2 Esslöffel Olivenöl
1 gehackte Zwiebel
4 Karotten, geschält und gehackt
4 gehackte Selleriestängel
4 Lorbeerblätter
½ Teelöffel gemahlener schwarzer Pfeffer

12 Tassen fettfreie Hühnerbrühe
2 Tassen Wasser
2 Pfund Hühnerbrust, in mundgerechte Stücke geschnitten
1 Pfund Vollkornnudeln oder Nudeln ohne Dotter
2 Esslöffel gehackter Dill

1. Olivenöl in großen Topf über mittlerer Hitze heiß machen. Gehackte Zwiebeln hinzugeben und 4 Minuten anbraten.

2. Karotten, Sellerie, Lorbeerblätter, schwarzer Pfeffer, Hühnerbrühe und Wasser zufügen. Bei großer Hitze zum Kochen bringen.

3. Hühnerfleisch dazugeben.

4. Nudeln hineintun und köcheln lassen bis gar – ca. 8 Minuten. Hitze reduzieren.

5. Lorbeerblätter entfernen und Petersilie und Dill einrühren.

Gut für 8 Portionen

Hühner Enchiladas

1 Pfund gekochte und zerkleinerte Hühnerbrust
4 geschnittene grüne Zwiebeln
2 Esslöffel gehackte Koriander
1 gehackte Jalapeño Paprika (Jalapena)
3 Dosen grüne Enchilada Soße
8 Mais-Tortillas
1 Tasse fett-reduzierter geriebener Cheddar Käse
½ Tasse Salsa
½ Tasse Sauerrahm light
1 Tomate, in Würfel geschnitten
¼ Tasse geschnittene schwarze Oliven

1. Ofen vorheizen auf 180°C. Auflaufform leicht einfetten.

2. Eine große Pfanne ebenfalls leicht einfetten und auf mittlerer Flamme erhitzen. Zwiebeln, Koriander und Paprika in die Pfanne und für 2 Minuten anbraten. Nun Hühnerfleisch und einen Dose Enchilada Soße hinzugeben. Unter gelegentlichem Rühren 5 Minuten lang kochen, bis heiß genug.

3. Die beiden anderen Dosen Enchilada Soße in eine mittelgroße Schüssel geben und in der Mikrowelle 2 Minuten erhitzen. Tunken Sie jede Tortilla in die erhitzte Soße und füllen Sie sie mit 1/8 der HühnerMixtur. Zusammenrollen und mit der Saumseite nach unten in die Auflaufform legen.

4. Gießen Sie die restliche erhitzte Soße über die Enchiladas und bestreuen Sie es mit Käse. Backen, bis es durch ist und der Käse geschmolzen ist – etwa 15 Minuten.

5. Verteilen Sie Kopfsalat auf 4 Teller und servieren Sie darauf jeweils eine Portion Enchiladas. Toppen Sie das Ganze mit einem Löffel Salsa und einem Klecks saurer Sahne sowie Tomaten und Oliven.

Gut für 4 Portionen

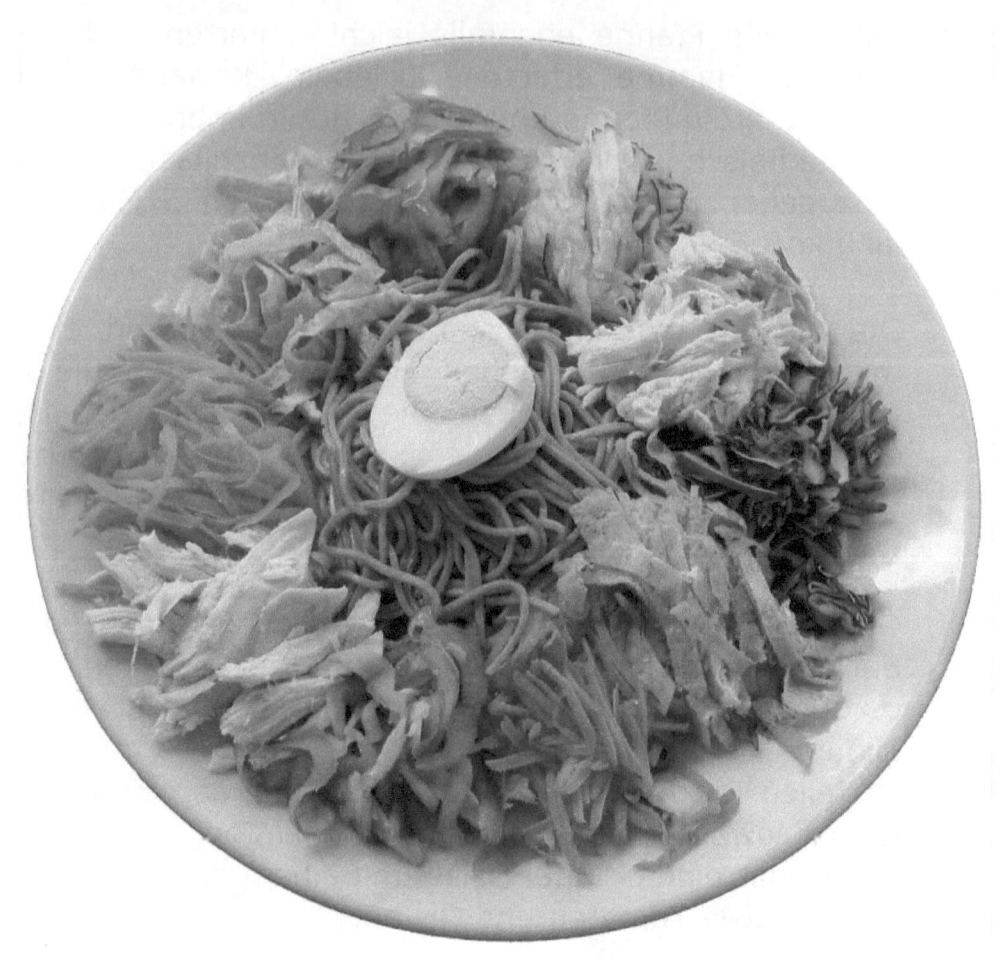

ABSCHLUSSWORT

Wir gehören zu den fettesten Nationen der Welt. Das hat seinen Grund.

Wir essen dauernd die falschen Lebensmittel und sitzen zu viel, was der Nahrung ermöglicht, sich an Stellen unseres Körpers abzulagern, wo wir sie nicht haben wollen.

Wenn dieses Essen nicht in Energie umgewandelt wird, wie es sein sollte, verwandelt es sich in Fett.

Die Medien helfen uns auch nicht in Bezug auf ein gesundes Körperbild. Wir könnten schwerer sein als das empfohlene Körpergewicht und trotzdem gut in Form sein.

Immerhin wiegen Muskeln mehr als Fett.

Aber die Medien gaukeln uns vor, dass alle Frauen Konfektionsgröße XS haben sollten und alle Männer mit Muskeln bespickt.

Die Realität ist aber, dass Körper verschieden sind und Gewicht sollte nicht das einzige Kriterium sein, wie sehr wir in Form sind.

Die Idee ist vielmehr, dass wir gesund essen und die Nahrungsmittel zu unserem Vorteil nutzen, damit sie für uns arbeiten – nicht gegen uns!

Wenn Sie sich entschließen, jene Extrapfunde loszuwerden, muss sich Ihre gesamte Einstellung ändern, um erfolgreich zu sein.

Sie müssen Ihre Gewohnheiten ändern – nicht nur Ihre Essgewohnheiten, wann Sie essen und wie Sie essen.

Wie wir gezeigt haben, können Sie viele Lebensmittel essen, während Sie abnehmen und müssen während dieses Prozesses nicht hungern.

Sie müssen wirklich keine Opfer bringen, nur einiges ändern.

Statt normaler Tortillas nehmen Sie Vollkorn-Tortillas. Statt fünf Keksen essen Sie nur eins oder zwei.

Wechseln Sie zu fettarmen oder fettfreien Versionen Ihrer Lieblingsspeisen wie Käse und Sauerrahm und reduzieren Sie die Portionsgrößen, damit Sie nicht zu viel essen.

Diät und Abnehmen müssen nicht schmerzhaft und unbehaglich sein.

Diät kann erfüllend, sättigend und sogar lecker sein!

Da Sie jetzt die Werkzeuge kennen, die wir Ihnen gezeigt haben, können Sie die Rezepte modifizieren und Ihre eigenen Speisen kreieren – mit den „erlaubten" Zutaten.

Es liegt an Ihnen, ob Sie Erfolg haben.

Wir wissen, Sie können es schaffen! Bald haben Sie Ihren schlankeren Körper, aber vor allem Leben Sie so GESÜNDER!

Ich wünsche dir viel Erfolg für die Zukunft